Monica Lamba

Korrelation zwischen ABO-Blutgruppen-Phänotypen und Parodontalerkrankungen

Monica Lamba

Korrelation zwischen ABO-Blutgruppen-Phänotypen und Parodontalerkrankungen

Neuer Fingerabdruck der Parodontalerkrankung

ScienciaScripts

Imprint

Any brand names and product names mentioned in this book are subject to trademark, brand or patent protection and are trademarks or registered trademarks of their respective holders. The use of brand names, product names, common names, trade names, product descriptions etc. even without a particular marking in this work is in no way to be construed to mean that such names may be regarded as unrestricted in respect of trademark and brand protection legislation and could thus be used by anyone.

Cover image: www.ingimage.com

This book is a translation from the original published under ISBN 978-3-330-34806-6.

Publisher:
Sciencia Scripts
is a trademark of
Dodo Books Indian Ocean Ltd. and OmniScriptum S.R.L publishing group

120 High Road, East Finchley, London, N2 9ED, United Kingdom
Str. Armeneasca 28/1, office 1, Chisinau MD-2012, Republic of Moldova, Europe
Printed at: see last page
ISBN: 978-620-7-39467-8

Copyright © Monica Lamba
Copyright © 2024 Dodo Books Indian Ocean Ltd. and OmniScriptum S.R.L publishing group

QUITTUNG

"Der Traum beginnt meistens mit einem Lehrer, der an dich glaubt, der dich antreibt und dich auf die nächste Ebene führt..."

Zunächst und vor allem preise ich **Gott**, den **Allmächtigen**, dafür, dass er mir diese Gelegenheit gegeben und mir die Fähigkeit verliehen hat, erfolgreich zu sein. Diese Arbeit erscheint in ihrer jetzigen Form dank der Unterstützung und Anleitung mehrerer Personen. Ihnen allen möchte ich daher meinen aufrichtigen Dank aussprechen.Es ist mir eine große Freude, **Dr. Jithendra K.D.**, Professor und Leiter der Abteilung für Parodontologie, K.D. Dental College & Hospital, Mathura, meine tiefe Dankbarkeit und meinen aufrichtigen Dank für seine ständige Unterstützung, seine Ermutigung und seine unschätzbaren Ratschläge, die diese Dissertation erst möglich gemacht haben, zu Protokoll zu geben. Ich betrachte es als ein Privileg, unter seiner kompetenten Anleitung zu arbeiten. Ich bin ihm zu großem Dank verpflichtet und werde ihm immer dankbar bleiben.

Ich danke aufrichtig **Dr. Shailendra Singh Chauhan**, Reader und **Dr. Aditya Sinha**, Sr. Lecturer Department of Periodontology, K.D. Dental College & Hospital, Mathura für ihre Ermutigung und Anleitung. Ich danke ihnen von ganzem Herzen für ihre wertvollen Vorschläge und ihre Hilfe.

Ich bin **Dr. Manesh Lahori**, dem Rektor und Dekan des K.D. Dental College and Hospital, Mathura, für die Bereitstellung eines außergewöhnlichen Arbeitsumfelds, das dem Lernen und Forschen förderlich ist, zu Dank verpflichtet und danke dem gesamten **nicht lehrenden Personal** der Abteilung für Parodontologie des K.D. Dental College für all die Hilfe, die sie mir während meiner Arbeit geleistet haben.Die in dieser Arbeit beschriebenen Ergebnisse wären ohne meinen Statistiker**, Herrn Nazeer,** nicht zustande gekommen, der bereitwillig so viel Zeit für die Anwendung der Statistik aufbrachte und mich mit Ergebnissen versorgte.An dieser Stelle denke ich an **meine Eltern**, deren selbstlose Opfer und große Anstrengungen es mir ermöglichten, die heutige Position im Leben zu erreichen. Schließlich danke ich all jenen, die mich direkt oder indirekt bei der erfolgreichen Fertigstellung meiner Arbeit unterstützt haben. Allen, die in dieser Danksagung fehlen, sei ebenfalls gedankt.

-Dr.Monica

INHALTSVERZEICHNIS

QUITTUNG	1
INHALTSVERZEICHNIS	2
EINFÜHRUNG	3
GRUNDLEGENDE ÜBERLEGUNGEN	8
VERBINDUNG VON PARODONTALERKRANKUNGEN MIT GENETISCHEN POLYMORPHISMEN	22
AIM	25
ZIELE	26
ÜBERPRÜFUNG DER LITERATUR	27
MATERIALIEN UND METHODEN	36
TABELLEN	52
GRAPHIEN	53
DISKUSSION	54
ZUSAMMENFASSUNG UND SCHLUSSFOLGERUNG	60
REFERENZEN	61
Anhänge	67

EINFÜHRUNG

Die Parodontalerkrankung ist eine der häufigsten mikrobiellen Infektionen bei Erwachsenen. Es handelt sich um eine entzündliche Erkrankung bakteriellen Ursprungs, die das zahntragende Gewebe betrifft. Es gibt 2 Hauptarten von Parodontalerkrankungen: Gingivitis und Parodontitis. Bei der Gingivitis handelt es sich um eine begrenzte Entzündung des nicht befestigten Zahnfleisches, die relativ häufig auftritt und reversibel ist. Im Gegensatz dazu ist die Parodontitis durch eine allgemeine Entzündung des parodontalen Gewebes gekennzeichnet, die zu einer apikalen Migration des Junktionalepithels entlang der Wurzeloberfläche und einer fortschreitenden Zerstörung des parodontalen Ligaments und des Alveolarknochens führt. Die chronische Parodontitis ist die am häufigsten auftretende Erkrankung in der erwachsenen Bevölkerung. Die Prävalenz der Krankheit variiert je nach Geschlecht, ethnischem Hintergrund, geografischer Region und sozioökonomischem Status. Darüber hinaus können bestimmte Bedingungen als prädisponierende oder verschlimmernde Faktoren für Parodontitis wirken, darunter die Ansammlung von subgingivaler Plaque und das Rauchen.[1]

Parodontalerkrankungen beim Menschen umfassen eine heterogene Gruppe von Infektionskrankheiten, die zu einer pathologischen Zerstörung des

Zahnhalteapparats führen. Es ist bekannt, dass Parodontalerkrankungen in Bezug auf die bakterielle Ätiologie, die Reaktion des Wirts und den klinischen Krankheitsverlauf variieren können. Obwohl es zwischen den verschiedenen Arten von Parodontalerkrankungen Unterschiede gibt, haben sie alle das gemeinsame Merkmal komplexer Wechselwirkungen zwischen Wirt und Bakterien. Krankheitsausbruch und -verlauf spiegeln das Gleichgewicht zwischen Homöostase und Zerstörung des Parodontalgewebes wider.[2]

Obwohl Bakterien die Hauptursache für entzündliche Parodontalerkrankungen sind, gibt es immer mehr Hinweise darauf, dass Wirtsfaktoren wie Diabetes, Rauchen und genetische Veranlagung zum klinischen Erscheinungsbild, zur Verteilung der Läsionen und zum Schweregrad der Zerstörung bei jedem Einzelnen beitragen.

Schätzungen zufolge lassen sich weniger als 20 % der Schwankungen im Schweregrad der Parodontalerkrankung durch die Menge spezifischer Bakterien erklären, die in krankheitsassoziierten Plaques gefunden werden. Stattdessen wurde eine Schlüsselrolle für genetische Effekte vorgeschlagen.[3]

Blutuntergruppen und der Rh-Faktor können einen Risikofaktor für die parodontale Gesundheit, die Entwicklung von Gingivitis und parodontalen

Erkrankungen darstellen. Die erste menschliche Blutgruppe, d. h. das von Landsteiner entdeckte ABO-System, ist das am häufigsten verwendete Blutsystem, obwohl bisher viele Blutsysteme identifiziert wurden. Die Entdeckung des ABO-Systems und die Erkenntnisse über die Agglutination roter Blutkörperchen im Serum und die Erkennung von Blutgruppen schufen die wissenschaftliche Grundlage für die sichere Durchführung von Bluttransfusionen.[4] Das ABO-Blutgruppensystem besteht aus vier Blutgruppen: O, A, B und AB. Erythrozyten der Blutgruppe O haben kein echtes Antigen, aber das Blutserum von Personen der Gruppe O enthält Antikörper gegen die Antigene A und B. Erythrozyten vom Typ A und B tragen die A- bzw. B-Antigene und bilden Antikörper gegen die anderen. Erythrozyten vom Typ AB bilden keine Antikörper gegen andere Blutgruppen, da sie sowohl A- als auch B-Antigene besitzen. Anthropologen haben die ABO-Blutgruppen als Leitfaden für die Entwicklung des modernen Menschen verwendet. Viele Krankheiten, insbesondere Verdauungsstörungen, Krebs und Infektionen, zeigen Präferenzen zwischen den ABO-Blutgruppen. Diese Präferenzen werden im Allgemeinen weder von Ärzten noch von der Bevölkerung verstanden oder gewürdigt. Das andere wichtige Blutsystem ist das Rhesus-System (Rh). Dieses System wird durch die Art der verschiedenen Proteine auf der

Oberfläche der Erythrozyten bestimmt.[5] Die Antigene des ABO-Systems sind integraler Bestandteil der Erythrozytenmembran, die sich auch im Plasma und anderen Körperflüssigkeiten befinden. Das Vorhandensein oder Fehlen bestimmter Antigene wurde mit verschiedenen Krankheiten und Anomalien in Verbindung gebracht, wobei die Antigene auch als Rezeptoren für Infektionserreger fungieren. Immunhistochemische Untersuchungen haben das Vorhandensein von A/B-Antigenen auf stacheligen Zellen im nicht verhornten oralen Epithel von Personen der Blutgruppen A und B nachgewiesen, wobei die Basalzellen Vorläuferstrukturen und die stärker differenzierten stacheligen Zellen die A- oder B-Antigene exprimieren. Personen der Blutgruppe O, die nicht über die für die Gene A und B kodierte Glykosyltransferase verfügen, exprimieren eine fucosylierte Variante der Vorläuferstruktur. Die Gewebelokalisierung der Blutgruppenantigene hat gezeigt, dass die Antigene in den Geweben der Erythrozytenblutgruppe entsprechen, die Gewebeexpression jedoch vom Sekretorstatus des Individuums abhängt.[6] Der Sekretorstatus ist die Sekretion der Blutgruppenantigene ABO (H), die ein Faktor sein kann, der die Entwicklung systemischer oraler Erkrankungen beeinflusst. Im geschichteten Epithel hängt die Expression von Blutgruppenantigenen vom Stand der zellulären Differenzierung und

Reifung ab, und es findet eine sequentielle Verlängerung der endständigen Kohlenhydratkette während der Lebensspanne der Zelle statt. Basalzellen exprimieren kurze Kohlenhydratketten, bei denen es sich um A/B-Vorläufer handelt, während A- oder B-Antigene in der stacheligen Zellschicht zu finden sind. Unterschiede in den Differenzierungsmustern zwischen keratinisiertem und nicht keratinisiertem Epithel beeinflussen die Expression von Blutgruppenantigenen.Keratinisiertes Plattenepithel kann A- oder B-Antigene nur in sehr wenigen und hochdifferenzierten Zellen exprimieren, so dass das Vorläufer-H-Antigen auf den meisten stacheligen Zellen exprimiert wird.[7]

Es wurden nur begrenzte Anstrengungen unternommen, um den Zusammenhang zwischen ABO-Blutgruppe und Parodontalerkrankungen zu untersuchen. Die meisten Forscher haben behauptet, dass verschiedene ABO-Blutgruppen ein erhöhtes Risiko für die Entwicklung von Parodontal- und Mundkrankheiten darstellen.[8]

Die Kenntnis der ABO-Blutgruppen von Patienten und deren etwaiger Zusammenhang mit dem Schweregrad der Parodontalerkrankung könnte für die Entwicklung frühzeitiger Behandlungsstrategien von Bedeutung sein und würde dazu beitragen, nicht ansprechende Bereiche bei hochgradig anfälligen Personen gezielt einer Parodontaltherapie zu unterziehen.

GRUNDLEGENDE ÜBERLEGUNGEN

Im Jahr 1901 entdeckte Karl Landsteiner die ABO-Blutgruppenantigene. Durch systematisches Mischen der Erythrozyten einer Reihe von Personen mit den Seren anderer Personen stellte er fest, dass die Erythrozyten einiger Personen durch die Seren anderer Personen agglutiniert wurden.[9]

Es kristallisierte sich ein Muster von vier Hauptgruppen heraus - A, B, AB oder O. Die Menschen haben entweder A- oder B-Antigene auf ihren Zellen, eine Kombination von A und B oder keines von beiden (Gruppe O). Die Blutgruppenantigene A und B unterscheiden sich nur geringfügig. Ein Individuum, dem eines oder beide Antigene fehlen, hat Serum-Abs gegen die fehlenden Ag(s).

Einem Typ-O-Individuum fehlen sowohl A- als auch B-Ag auf der Zelle, weshalb es Anti-A- und Anti-B-Abs im Serum hat. Antikörper sind in der Regel bei der Geburt nicht vorhanden, aber bei den meisten Menschen im Alter von etwa 6 Monaten vorhanden. In dieser Zeit ist der Säugling einer Vielzahl von Mikroorganismen und Lebensmitteln ausgesetzt, deren antigene Determinanten mit den Blutgruppensubstanzen kreuzreagieren und so die Bildung von Isoantikörpern anregen können (z. B. hat E. coli Ag des Typs B). Diese kreuzreagierenden Ags induzieren die Bildung von Abs bei Personen, denen diese Antigene fehlen.

Eine Person mit Blutgruppe A reagiert jedoch nicht auf A-ähnliche Epitope auf Darmmikroorganismen, da diese A-ähnlichen Epitope dem eigenen Körper zu ähnlich sind und ein Zustand der Selbsttoleranz zu diesen Epitopen existieren sollten. Daher reagieren die Abs, auch wenn sie durch mikrobielle Ags induziert werden, auf ähnliche Oligosaccharide auf Erythrozyten. Natürliche IsoAbs gehören in der Regel zur IgM-Klasse. Abs, die infolge einer unpassenden Transfusion entstehen, gehören in der Regel der IgG-Klasse an.[10]

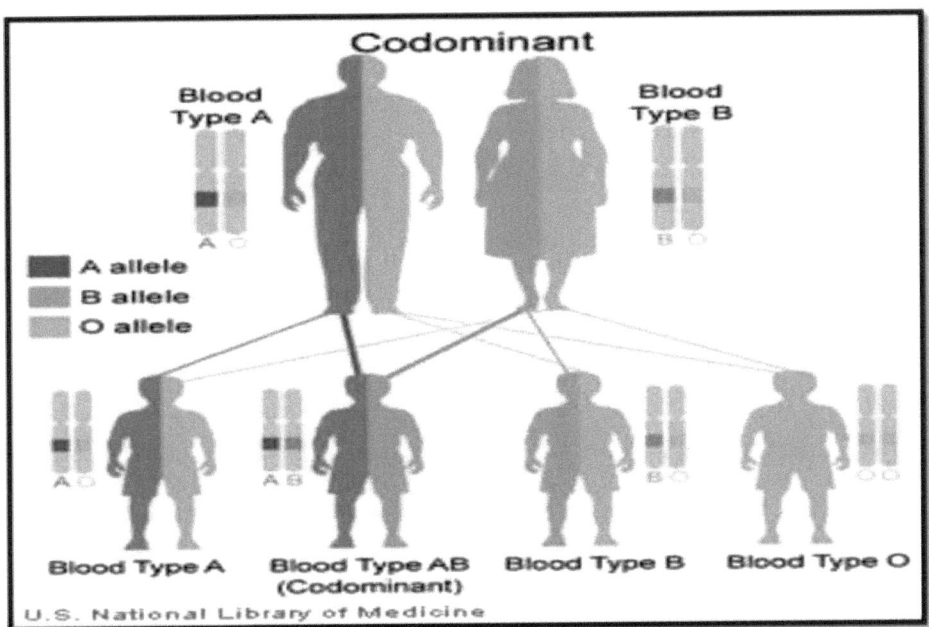

Die Blutgruppenantigene sind genetisch festgelegt, wobei jedes Antigen von zwei Allelen kontrolliert wird, wobei die A- und B-Allele zum O-Allel kodominant sind. Bei der Blutgruppe A scheint es die meisten Untergruppen zu geben; bei den O's wurden mehrere gefunden; Untergruppen der B existieren, sind aber extrem selten; und bei den AB's gibt es eine große Vielfalt, da sie alle Möglichkeiten der A-Gruppe vererben können. Es sind etwa 20 verschiedene Untergruppen der Gruppe A bekannt. A1 macht etwa 80 % der gesamten A-Blutgruppenpopulation aus, A2 die verbleibenden 20 %, so die aktuellen Daten. Dies bedeutet, dass alle anderen Untergruppen selten sein müssen. Das A1-Allel ist gegenüber dem A2-Allel dominant und kommt etwa fünfmal häufiger vor.

Die Blutgruppensubstanzen A und B finden sich in den Körpersekreten (Speichel, Sperma, Magensaft, Schweiß) von etwa 75% der Personen (Sekretoren) mit diesen Blutgruppen. Die Sekretion ist auch genetisch bedingt und wird durch zwei Allele gesteuert: Se und se, wobei Se dominant ist. Die Blutgruppenantigene finden sich auch auf Leber-, Muskel-, Milz-, Nieren- und Lungenzellen. Es ist daher möglich, die Blutgruppe einer Person durch die Untersuchung eines beliebigen Gewebes zu bestimmen.[11]

Die ABO-RBC-Antigene sind Heterosaccharide auf der Zelloberfläche. ABO-Antigene sind keine primären Genprodukte, sondern enzymatische Reaktionsprodukte, die von Enzymen namens Glykosyltransferasen katalysiert werden. Alle normalen Individuen synthetisieren ein gemeinsames Kernglykan, das H-Ag (Typ O), das an ein Polypeptidgerüst gebunden ist. Personen, die ein Genprodukt des A-Allels besitzen, bilden ein Enzym, das an einige ihrer O-Ags ein terminales Nacetylgalactosamin für das A-Ag anhängt. Das Enzym des B-Allels fügt eine terminale Galaktose hinzu. Blut der Blutgruppe O enthält kein Ag, sondern eine H-Substanz.

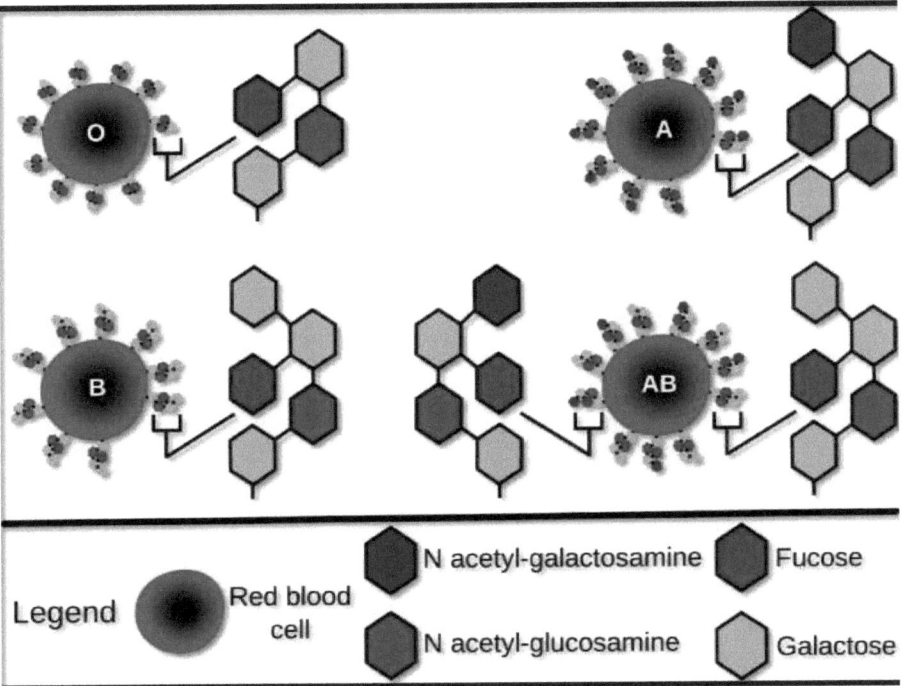

Die roten Blutkörperchen des Typs A1 haben etwa eine Million A-Antigene pro Zelle. A2-Erythrozyten haben nur 250.000 A-Antigene pro Zelle, also ein Viertel der Menge, die A1-Zellen haben.

Das "A"-Antigen auf Blutzellen der Untergruppen A1 und A2 wird als "Typ 2" bezeichnet.
A'-Antigen; die Blutzellen der Untergruppe A1 haben jedoch auch zwei weitere Antigenformen, "Typ 3 A" und "Typ 4 A", die auf den Blutzellen der Untergruppe A2 nicht vorkommen.
Das H-Antigen (Fucose) ist ein Vorläufer der A- und B-Antigene. Es befindet sich auf der Oberfläche aller ABO-Typen roter Blutkörperchen - A, B, AB und O. Erwachsene O's haben 1,7 Millionen Kopien des H-Antigens pro rotem Blutkörperchen. Das A1-Gen ist ein viel besserer Umsetzer von H (oder dem "O"-Antigen) als das A2-Gen ist. Daher haben A2-Erythrozyten viel mehr H-Antigen als A1-Erythrozyten.

Andere Blutgruppensysteme wurden erst kürzlich entdeckt. Heute sind etwa 20 menschliche Systeme bekannt, die 60 verschiedene Blutgruppenfaktoren umfassen. Die Antigene eines dieser Systeme, das Lewis-System, sind an der chemischen Struktur der Antigene des ABO-Systems beteiligt. Im Allgemeinen führen Unterschiede in den kleineren Blutgruppen erst dann zur Lyse der roten Blutkörperchen, wenn wiederholte Transfusionen eine sekundäre Ab-Reaktion hervorrufen.[12]

Die Hauptgefahr bei inkompatiblen Transfusionen liegt im Schicksal der injizierten Zellen. Der Patient kann eine Transfusionsreaktion erleiden, wenn genügend Ab in seinem Kreislauf vorhanden ist, um eine

Agglutination oder Hämolyse der Erythrozyten des Spenders zu verursachen. Trotz des Vorhandenseins von Anti-A- und Anti-B-Agglutininen in den Seren von Personen der Gruppe O kann ihr Blut häufig an Personen aller Gruppen weitergegeben werden.

Der Titer normaler Iso-Hämagglutinine ist normalerweise niedrig, und sie werden durch das Blut des Empfängers so weit verdünnt, dass sie die Zellen des Patienten nicht verklumpen oder hämolysieren. Daher werden Mitglieder der Gruppe O als Universalspender bezeichnet - sie haben keine Blutantigene, die vom Empfänger erkannt werden können. Personen der Gruppe AB werden ebenfalls als Universalempfänger bezeichnet, da sie keine Abs in ihrem Serum haben.

Transfusionsreaktionen können eine sofortige hämolytische Reaktion auslösen, die sowohl zu einer intravaskulären Lyse der Erythrozyten durch das C'-System als auch zu einer umfangreichen Phagozytose von Ab- und C'-beschichteten Erythrozyten durch die MOs von Leber und Milz führt.

Sofortige Reaktionen sind am häufigsten mit ABO-Blutgruppenunverträglichkeiten verbunden. Die Lyse der Erythrozyten führt zu freiem Hämoglobin, das im Plasma nachgewiesen werden kann und über die Nieren gefiltert wird.

Hämoglobin kann in Mengen vorhanden sein, die für die Nierenzellen toxisch sind und eine akute Tubuluszellnekrose und Nierenversagen verursachen. Hohes Fieber, Schüttelfrost, Übelkeit, Schmerzen im unteren Rückenbereich, Schock, Hämoglobin im Urin und disseminierte intravasale Gerinnung können ebenfalls auftreten (was auf eine massive Freisetzung von Zytokinen, z. B. TNF, hindeutet). Ein Teil des Hämoglobins wird in Bilirubin umgewandelt, das in hohen Konzentrationen toxisch ist.[13]

	Group A	Group B	Group AB	Group O
Red blood cell type	A	B	AB	O
Antibodies in Plasma	Anti-B	Anti-A	None	Anti-A and Anti-B
Antigens in Red Blood Cell	A antigen	B antigen	A and B antigens	None

Rh

Der Rh-Faktor ist nicht eine einzige Einheit, wie ursprünglich angenommen, sondern ein komplexes System von Antigenen. Ursprünglich wurden von Fisher drei Paare eng miteinander verbundener Allel-Gene postuliert und als Cc, Dd und Ee bezeichnet. Tatsächlich gibt es mehr als 30 Untergruppen dieser Faktoren, aber für praktische Zwecke erwies sich das D-Antigen (oder Rh-Antigen im Weiner-System) als das stärkste und potenteste Antigen und daher als das wichtigste bei hämolytischen Erkrankungen und bei Transfusionsreaktionen.

Für jeden dieser Faktoren gibt es Antigene, so dass für jeden außer Anti-D ein Antiserum zur Verfügung steht, so dass wir statistische Untersuchungen durchführen müssen, um die Zygosität von D zu bestimmen.

Anti-Rh-Antikörper sind normalerweise nicht im Serum vorhanden. Daher ist eine Sensibilisierung für eine Rh-Antigen-Antikörper-Reaktion erforderlich. Eine Sensibilisierung tritt typischerweise auf, wenn eine Rh-negative Frau einen Rh-positiven Fötus austrägt, der dieses Antigen vom Vater geerbt hat. Das fetale Rh-Antigen gelangt während der Schwangerschaft nur selten in den mütterlichen Blutkreislauf, kann aber bei der Geburt, einer Fehlgeburt oder einem Schwangerschaftsabbruch durch die Plazenta sickern. Das Immunsystem der Rh-negativen Mutter wird dann für das Rh-Antigen sensibilisiert und kann Anti-Rh-Antikörper des IgM-Isotyps bilden.

Da die Sensibilisierung in der Regel bei der Geburt erfolgt, leidet das erste Rh+ Kind einer Rh- Mutter selten an einer hämolytischen Erkrankung. Die Probleme treten bei jedem weiteren Rh+-Fötus auf. Fötale Antigene können in den Blutkreislauf der Mutter gelangen, was durch starkes Husten oder Niesen geschehen kann. Dies löst eine sekundäre Antikörperreaktion aus (aktiviert die B-Gedächtniszellen), so dass dieses Mal IgG gebildet wird. IgG kann die Plazenta passieren und die Erythrozyten des Fötus angreifen und aufgrund des übermäßigen Bilirubins im Blut des Fötus Gelbsucht verursachen.

Eine hämolytische Erkrankung kann nun verhindert werden, indem Rh-negativen Müttern innerhalb von 72 Stunden nach der Entbindung Rhogam (Anti-Rh-Abs) gespritzt wird. Die Abs binden an die zirkulierenden fötalen Rh+ Erythrozyten und zerstören sie, bevor sie das spezifische Immunsystem der Mutter sensibilisieren können.[14]

Biochemische Aktivitäten im Zusammenhang mit der Entwicklung von A-, B- und H-Antigenen

Die Vererbung von A- und B-Genen führt in der Regel zur Expression von A- und B-Genprodukten (Antigenen) auf Erythrozyten, aber H-, A- und B-Antigene sind nicht die direkten Produkte der H-, A- und B-Gene. Jedes Gen kodiert für die Produktion eines spezifischen Transferase-Enzyms, das die Übertragung eines Monosaccharidmoleküls von einem Donorsubstrat auf eine vorbestimmte Vorläufersubstanz katalysiert.

Das H-Gen kodiert für die Produktion der Fucosyltransferase, die die Anlagerung von L-Fucose, der immundominanten Struktur des H-Antigens, an zwei leicht unterschiedliche Strukturen, die so genannten Vorläuferketten vom Typ 1 und Typ 2, katalysiert. Das H-Gen und sein Allel h werden unabhängig von den allelischen A-, B- und O-Genen vererbt. Sobald die vom H-Gen spezifizierte Transferase gewirkt hat und die L-Fucose an die beiden Ketten angefügt wurde, können die vom A- und B-Gen spezifizierten Produkte wirken, um Zucker an die Ketten anzuhängen, die nun H tragen.

Das A-Gen kodiert für die Produktion einer Galactosaminyltransferase, die die Anlagerung von Nacetylgalactosamin an die vorgebildeten H-tragenden Ketten bewirkt. Das B-Gen kodiert für die Produktion einer Galaktosyltransferase, die die Anlagerung von D-Galaktose an die gleiche H-tragende Struktur bewirkt.

Die immundominante Struktur des H-Antigens ist also die L-Fucose, der A-Antigen Nacetylgalactosamin und des B-Antigens, D-Galactose.

<u>Die Secretor-Gene</u>

Die A-, B- und H-Antigene sind nicht auf die roten Blutkörperchen beschränkt, sondern können auch in Körperflüssigkeiten vorhanden sein. Die Sekretion von A-, B- und H-Substanzen in Speichel und anderen Körperflüssigkeiten wird durch ein Allelpaar, Se und se, gesteuert, das als Sekretor-Gen bezeichnet wird. Die Sekretion der löslichen Stoffe A, B und H erfolgt auch dann, wenn nur ein Locus Se trägt. Wenn se auf beiden Chromosomen vorhanden ist, kann es kein Se geben. Das Gen se ist ein Amorph. Die Sekretor-Gene sind nicht an den ABO-Locus gebunden, sondern werden unabhängig vererbt.

<u>Entwicklung von Anti-A und Anti-B</u>

Die Produktion beginnt in der Regel in den ersten Lebensmonaten.

Säuglinge können aus zwei Gründen nicht reversibel typisiert werden:

a. Die im Serum des Säuglings vorhandenen Antikörper haben die Plazenta von der Mutter durchquert.

b. Säuglinge haben erst im Alter von 3 bis 6 Monaten nachweisbare Antikörper in ihrem Serum.

Die Antikörperproduktion bleibt während des gesamten Lebens konstant und kann bei älteren Menschen deutlich abnehmen. Das vollständige Fehlen der erwarteten ABO-Antikörper ist äußerst selten.

Anti-A,B (Serum der Gruppe O)

Personen der Gruppe O haben drei ABO-Antikörper in ihrem Serum: Anti-A, Anti-B und Anti-A,B. Anti-A,B kann bei einigen schwachen A- oder B-Untergruppen stärker reagieren als Anti-A und Anti-B. Viele Labors verwenden Anti

A,B, um Spender der Gruppe O zu testen, um sicherzustellen, dass es sich nicht um schwache Untergruppen handelt. Anti- A,B wird auch zur Typisierung von Säuglingen verwendet, da diese bei der Geburt als Gruppe O typisiert werden können, weil die A- und/oder B-Antigene bei der Geburt noch nicht gut entwickelt sind.

Merkmale der Antikörper

1. Reagiert am besten bei Raumtemperatur.

2. Diese Antikörper agglutinieren in Kochsalzlösung suspendierte Erythrozyten, es sind keine zusätzlichen Reagenzien erforderlich.

3. Kann in vivo und in vitro eine Hämolyse hervorrufen.

Unter Agglutination versteht man das Verklumpen von Partikeln. Das Wort Agglutination kommt vom lateinischen agglutinare, was so viel wie "kleben" bedeutet. Eine Agglutination tritt auf, wenn ein Antigen mit seinem entsprechenden Antikörper, dem Agglutinin, vermischt wird. Dieser Begriff wird häufig bei der Blutgruppenbestimmung verwendet.

Prinzip: Wenn Erythrozyten mit verschiedenen Reagenzien-Antiseren (löslichen Antikörpern) gemischt werden, kommt es zu einer Agglutination auf den Objektträgern, die Zellen enthalten, die für das entsprechende Antigen positiv sind (das Antigen besitzen). Wenn die Erythrozyten das entsprechende Antigen nicht enthalten, findet keine Agglutination statt. Eine Hauptanwendung dieses Prinzips ist die Blutgruppenbestimmung.[15]

Direct Hemagglutination

Positive Reaction:

Hemagglutinating virus + Red blood cells = Agglutination

Negative Reaction:

Non-hemagglutinating virus + Red blood cells = No agglutination

VERBINDUNG VON PARODONTALERKRANKUNGEN MIT GENETISCHEN POLYMORPHISMEN

Veränderungen im Alveolarknochen sind von entscheidender Bedeutung, da die Zerstörung des Knochens für den Zahnverlust verantwortlich ist. Parodontalerkrankungen sind von Natur aus multifaktoriell bedingt. Während mikrobielle und andere Umweltfaktoren

Es wird angenommen, dass genetische und umweltbedingte Risikofaktoren eine Rolle bei der Veranlagung und dem Fortschreiten von Parodontalerkrankungen spielen, und es gibt inzwischen starke Belege dafür.[16]

Das Zusammenspiel von genetischen und Umweltfaktoren und nicht die Gene allein bestimmen das Ergebnis. In Anbetracht dieses Wesensmerkmals ebnen Lebensstilfaktoren den Weg zur Entwicklung der Krankheit. Daher ist die genetische Epidemiologie, einschließlich der Kenntnis genetischer Polymorphismen, ein vielversprechendes Instrument, das zum Verständnis von Parodontalerkrankungen beitragen kann.[17]

Beweise für die Rolle der Genetik bei der Parodontalerkrankung

Die Parodontalforschung hat sich stark erweitert, um die Rolle der Genetik bei parodontalen Erkrankungen zu klären. Folglich besteht ein großes Interesse an der Identifizierung allelischer Varianten von Genen, die zur Bewertung der

Krankheitsrisiko für Parodontalerkrankungen. Die Berichte über genetische Polymorphismen, die mit Parodontalerkrankungen in Verbindung gebracht werden, nehmen ständig zu.[18]

Diese Variation muss entweder auf unerkannte Komponenten der Umwelt oder auf Unterschiede zwischen den Individuen in ihrer Krankheitsanfälligkeit zurückzuführen sein. Da die Anfälligkeit des Wirtes anhand der genetischen Variation definiert werden kann, verlagerte sich der Schwerpunkt der Bestimmung der Krankheitsanfälligkeit auf die Quantifizierung der genetischen Aspekte der Krankheit.[19]

Die ersten Hinweise darauf, dass die Genetik bei Parodontalerkrankungen eine Rolle spielt, kamen in den 90er Jahren auf. Diese neuen Informationen führten neue Konzepte wie Anfälligkeit und Prädisposition für

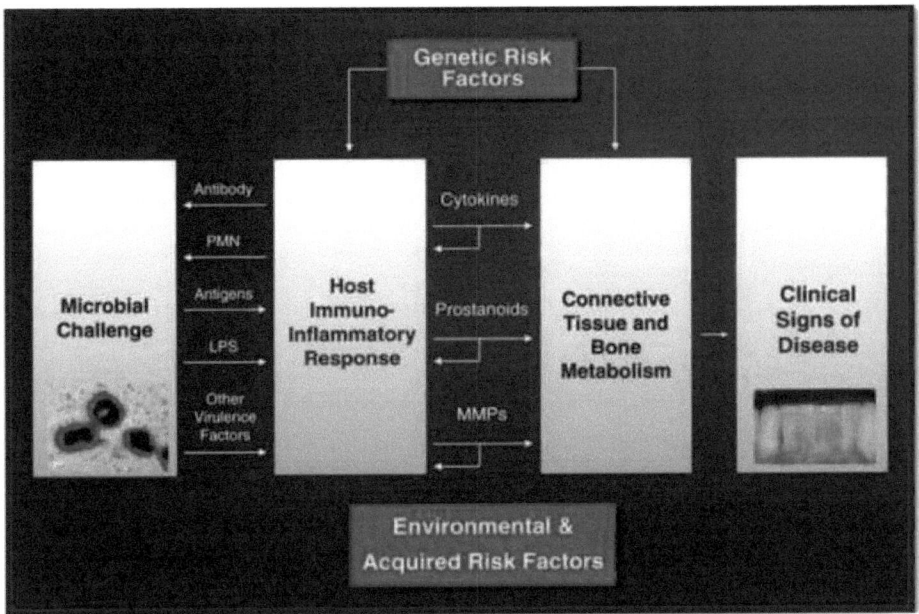

Parodontalerkrankungen ein. Ob eine Person eine Parodontitis entwickelt, hängt offenbar entscheidend davon ab, wie sie auf ihre Mikroflora reagiert. Daher modulieren genetische Faktoren die Art und Weise, wie Individuen mit vielen Umwelteinflüssen, einschließlich Biofilm, interagieren, um die Anfälligkeit für Parodontitis zu bestimmen.[20]

CyDkmes- und Chemokinrezeptor-Pohinorphismen	Stoffwechselabhängige Rezeptor-Polymorphismen	Antigenerkennungsbezogene Polymorphismen	Immunoiezeptoren-bezogene Polymorphismen	Verschiedene Genpolymorphismen
Interleukine (IL-1, -2, -4, -f-IC, Tunor neem sis factor IΣl Transformierender Wachstumsfakto r-β (ΓCF-β) Interleukin-verstärkender Bindungsfaktor (IF) IL-6 SgnaL-Wandler (IL6SΓ)	VitaminDRezeptor (VTiR) Calprotectin N-a<H Vltransferase 2 (NAT2) Matrix-Metalloproteinasen (MMPs) Gewebsinhibitor der Metalloproteinasen (TIMP-L-2,-3)	Menschliche Ieikozyten-Antigene (HLA) CD14-Molekül n-Formyl-L-methionyl-L-leucyl-L-phenylalanin (nFMLP)/Formyl-Petxiderezeptor(FPR)	Fc-Gamma-Rezeptor (FCyR) Cadi epsine(CΓ S-B,-D, -G,-L) TolHike-Rezeptor (ΓLR-2,-4) Prosagiandin- Familie (PTG) Hydropro stagian din dehydrogenase (HPGD)	Angiotensin-Ccnverti ng enzvme (ACE) Kollagen Typ 1 Endothetische Stickstoffmonoxid-Synthase 1eXOS1 Östrogen Reaeptor-2 Fibrinogen
Inta¼ron-y-Rezeptor (IFNQU)	Rezeptor für 1 fortgeschrittene Glykierungsendprodukte (R-AGE)		Bakterientötende Durchlässigkeit[7] in creasing protein	Glutathion-S- Iransferase-Ml, -Tl
Caspaserecnjitmenr-Domäne-15	Oseoprotegrin (OPG), OSeopontin (OPN)		Zytotoxisches T-Lymphozyten-Antigen-I	Lactofarin
Chemokin-Rezeptor-5 CC?-::' Fas-Ligand Lynphocoxin			Menschlich β defensnβl E-Selektin, L-Seleatin Interzelluläre a±esion mole ctie-1	Plaamnogen-Aktivator-Hemmer Gewebe-Palinogen-Aktivator (t-PA) SOSlgene
RegulatedonActhation Normal T Cell Expressed and Seoeted (R-ANTES)			Mannose-bindendes Protein	

VERSCHIEDENE GENPOLYMORPHISMEN, DIE AUF IHRE ROLLE BEI PARODONTALERKRANKUNGEN UNTERSUCHT WURDEN

AIM

Ziel der vorliegenden Studie ist es, eine solche Möglichkeit zu erforschen, um die Prävalenz von Parodontalerkrankungen bei verschiedenen Blutgruppen unter Verwendung des ABO-Systems zu bestimmen und den Schweregrad von Parodontalerkrankungen mit verschiedenen Blutgruppen im Bezirk Mathura im Bundesstaat Uttar Pradesh zu korrelieren.

ZIELE
1. Es ist interessant, die Bedeutung genetischer Faktoren bei Patienten mit Parodontalerkrankungen hervorzuheben und herauszufinden, ob ein angeborener Faktor ebenfalls damit verbunden ist. Wenn jedoch ein solcher Zusammenhang zwischen Blutgruppen und Parodontalerkrankungen zweifelsfrei nachgewiesen werden kann, lässt sich daraus schließen, dass das Vorhandensein eines bestimmten Blutgruppenantigens in irgendeiner Weise die Anfälligkeit für die Krankheit erhöht hat.
2. Es wird erwartet, dass die Durchführung von Untersuchungen in diesem Forschungsbereich ein besseres Verständnis der Risikofaktoren für Parodontalerkrankungen und die Vorhersage wirksamer Methoden zur Prävention und Behandlung von Parodontalerkrankungen ermöglichen wird.

ÜBERPRÜFUNG DER LITERATUR

Karl Landsteiner[16] entdeckte **1900 die** Grundprinzipien der Blutgruppenbestimmung. So gelang es ihm, die drei Blutgruppen A, B und O, die er als C bezeichnete, im menschlichen Blut zu identifizieren. Landsteiner fand auch heraus, dass Bluttransfusionen zwischen Personen mit der gleichen Blutgruppe nicht zur Zerstörung von Blutzellen führten, während dies bei Personen mit unterschiedlichen Blutgruppen der Fall war. Auf der Grundlage seiner Erkenntnisse wurde die erste erfolgreiche Bluttransfusion 1907 von Reuben Ottenberg am Mount Sinai Hospital in New York durchgeführt. Heute ist bekannt, dass Personen mit der Blutgruppe AB Spenden der anderen Blutgruppen annehmen können und dass Personen mit der Blutgruppe O allen anderen Gruppen spenden können. Personen mit der Blutgruppe AB werden als Universalempfänger und Personen mit der Blutgruppe O als Universalspender bezeichnet. Diese Spender-Empfänger-Beziehungen ergeben sich aus der Tatsache, dass Blut der Gruppe O weder Antigene der Blutgruppe A noch der Blutgruppe B besitzt. Daher lehnen die Immunsysteme von Personen mit Blutgruppe A, B oder AB die Spende nicht ab. Da Personen mit der Blutgruppe AB keine Antikörper gegen die Antigene der Blutgruppe A oder B bilden, können sie neben Personen mit der Blutgruppe O auch Blut von Personen mit diesen Blutgruppen annehmen.

Yamakami[17] **entdeckte 1926** das Vorhandensein von A- und B-Antigenen im Speichel. Schiff und Sasaki beschrieben, dass die Fähigkeit zur Sekretion der A-, B- oder 0-Substanz unter der Kontrolle eines Mendelschen dominanten Gens, des so genannten Sekretor-Gens, steht. Etwa 80 Prozent der menschlichen Bevölkerung haben die wasserlösliche

Blutgruppensubstanz in ihrem Speichel. Die wasserlösliche Substanz der Körperflüssigkeiten ist von der alkohollöslichen Substanz der Erythrozyten und des Gewebes zu unterscheiden. genetisch ist der Sekretor-Locus mit dem Lutheraner-Blutgruppen-Locus verknüpft, wodurch eine der drei etablierten autosomalen Verknüpfungsgruppen beim Menschen entsteht

Weber und Pastern[18] untersuchten **1927** als erste den Zusammenhang zwischen der ABO-Blutgruppe und Parodontalerkrankungen. Obwohl Bakterien die Hauptursache für entzündliche Parodontalerkrankungen sind, gibt es zunehmend Hinweise darauf, dass Wirtsfaktoren wie Diabetes, Rauchen und genetische Veranlagung zum klinischen Erscheinungsbild, zur Verteilung der Läsionen und zum Schweregrad der Zerstörung bei jedem Einzelnen beitragen. Schätzungen zufolge lassen sich weniger als 20 % der Schwankungen im Schweregrad der Parodontalerkrankung durch die Menge spezifischer Bakterien erklären, die in den krankheitsassoziierten Plaques zu finden sind. Stattdessen wurde eine Schlüsselrolle für genetische Effekte vermutet.

Faser Roberts[19] erörterte **1957** die Beziehung zwischen der ABO-Blutgruppe und der Anfälligkeit für chronische Krankheiten als Beispiel für die genetische Grundlage der familiären Veranlagung. In Indien und den westlichen Ländern haben viele Forscher versucht, den Zusammenhang zwischen der ABO-Blutgruppe und verschiedenen systemischen Krankheiten herauszufinden, und die Ergebnisse zeigten, dass einige Krankheiten wie Zahnkaries, Speicheldrüsentumore, Windpocken, Malaria, Mundkrebs, hämatologische Malignome, ischämische Herzkrankheiten, Cholera usw. in einem signifikanten Zusammenhang stehen.

Morgan und Watkins[20] **1959** wiesen nach, dass Sekretoren der Gruppe "A"

und der Gruppe "B" die Antigene "A" und "H" bzw. "B" und "H" absondern, während Personen der Gruppe "O" nur die Substanz "H" absondern. Die submaxillären und sublingualen Drüsen produzieren vorwiegend die ABH-Antigene. Die Blutgruppenspezifität hängt mit der Art, Sequenz und Verknüpfung der Zuckerreste an den nicht reduzierenden Enden der Oligosaccharidketten in den Glykoproteinen zusammen. Die Freisetzung von N-Acetyl-D-Galactosamin aus der A-Substanz und von D-Galactose aus der B-Substanz führt zum Verlust der entsprechenden serologischen A- bzw. B-Aktivitäten und zur Freilegung H-spezifischer Strukturen in beiden Substanzen.

Brotherton[21] stellte **1967** die Hypothese auf, dass das Hexosamin des Zahnbelags aus Speichelglykoproteinen entsteht, die zum Teil aus Blutgruppensubstanzen bestehen. Da diese erworbene Pellikel von einigen als erstes Stadium der Plaquebildung angesehen wird, sollte in dieser Studie die Möglichkeit untersucht werden, dass Personen, die Blutgruppensubstanzen in ihrem Speichel sezernieren, häufiger an Parodontalerkrankungen erkranken als Nichtsekretoren.

Rolla et al.[22] berichteten **1969**, dass die erworbene Schmelzpellikula, die Glykoproteine mit Blutgruppenaktivität enthält, eine hohe Affinität zu Hydroxylapatit hat und daher selektiv von der Zahnoberfläche absorbiert werden kann.

Pradhan A.C. et al.[23] ermittelten **1971** die Beziehung zwischen Parodontalerkrankungen und Blutgruppen unter besonderer Berücksichtigung des Sekretorstatus. Er fand einen signifikanten Zusammenhang zwischen Parodontalerkrankungen und Blutgruppen. Sie schlugen vor, dass es eine mögliche genetische Grundlage für die

Ätiopathogenese der Parodontalerkrankung gibt.

Malena[24] stellte **1972** fest, dass die ABO-Spezifität verschiedener Bakterien gut bekannt ist und die Antikörpertiter gegen diese Spezifitäten je nach Blutgruppe des Wirts variieren. und, was vielleicht noch wichtiger ist, hoch für Antigene sind, die als "Nicht-Selbst" erkannt werden.

Thaler R et al[25] **1976** versuchten festzustellen, ob Speichelblutgruppensubstanzen mit Parodontalerkrankungen zusammenhängen, konnten dies aber nicht belegen. Die Sekretion von ABO-Antigenen in den Speichel hemmt wahrscheinlich die Fähigkeit von Bakterien, sich an die Zahnoberfläche zu heften; dies liegt daran, dass viele dieser Bakterien Oberflächenlektine besitzen, mit denen sie sich an Körperoberflächen anheften und die oft ABO-spezifisch sind. Außerdem haben Nicht-Sekretoren tendenziell geringere Mengen an Immunglobulin-A-Antikörpern (IgA) in ihrem Speichel, was ihre Fähigkeit, die Bakterienzahl niedrig zu halten, beeinträchtigen kann.

Kaslick et al.[26] **1980** untersuchten den Zusammenhang zwischen aggressiver Parodontitis und ABO-Blutgruppe. Sie fanden deutlich weniger Patienten mit der Blutgruppe O und mehr Patienten mit der Blutgruppe B.

Holbrook WP und Blackwell CC[27] stellten **1989** fest, dass die Mehrheit der Patienten, die eine kostenlose zahnärztliche Behandlung in der zahnmedizinischen Fakultät in Island in Anspruch nahmen, Nicht-Sekretäre waren (62,7 %), was deutlich über dem Anteil der Nicht-Sekretäre in der Allgemeinbevölkerung (36 %) lag. Auch die Kariesprävalenz war sehr hoch. Er postulierte, dass Substanzen aus der Blutgruppe die Anhaftung von Streptococcus mutans an den Zähnen beeinträchtigen könnten.

Frias MT[28] stellte **1994** fest, dass es keinen Zusammenhang zwischen dem

Nicht-Sekretor-Status und lokalisierter aggressiver Parodontitis gibt. Die Parodontitis kann Einfluss auf das Auftreten und den Schweregrad von systemischen Erkrankungen haben, die gemeinsame Risikofaktoren aufweisen. In den letzten Jahrzehnten hat sich die Forschung auf systemische Erkrankungen und deren Rolle bei der Entstehung von Parodontitis konzentriert. Die meisten Studien haben einen positiven Zusammenhang zwischen Parodontitis und systemischen Erkrankungen gezeigt, insbesondere Herz-Kreislauf-Erkrankungen wie Myokardinfarkt und Atherosklerose, Atemwegsinfektionen wie chronisch obstruktive Lungenerkrankungen und Lungenentzündung sowie Diabetes.

Dabelateen E.[29] stellte **2002** fest, dass die Expression der A/B-Antigene bei Mundhöhlenkarzinomen reduziert oder ganz verschwunden ist, eine phänotypische Veränderung, die mit dem invasiven und metastatischen Potenzial der Tumore und mit der Sterblichkeitsrate der Patienten korreliert ist. Das Verschwinden der Antigene wird auf das Fehlen der A- oder B-Transferase-Genexpression zurückgeführt. Er schlug auch vor, dass Veränderungen der ABO-Expression in Tumoren auf den A/B-Genpromotor zurückzuführen sind.

Shin ES et al.[30] **2003** untersuchten den Zusammenhang zwischen oraler Candidaträgerschaft und dem Sekretorstatus von Blutgruppenantigenen. Von 180 gesunden Personen wurden unstimulierte Speichel- und Mundspülproben entnommen. Sie kamen zu dem Schluss, dass der orale Candida-Besatz bei gesunden Personen nicht signifikant mit der Blutgruppe oder dem Sekretor-Status zusammenhängt.

Arowojolu et al[31] **2002** stellten fest, dass alle jugendlichen Parodontitis-Patienten entweder die Blutgruppe B oder AB hatten und alle Rh-positiv waren, während zu den nicht jugendlichen Parodontitis-Patienten diejenigen mit den Blutgruppen B oder O gehörten, die Rh-positiv oder Rh-negativ waren, und diejenigen mit der Blutgruppe AB, die Rh-positiv waren.

Campi C. et al.[32] untersuchten **2007** den Sekretorstatus von Patienten mit präkanzerösen und kanzerösen Läsionen der Mundhöhle und die Expression von ABH-Antigenen in fixierten Gewebesekreten dieser Patienten. Zum Nachweis von A-, B- und H-Antigenen in Gewebeschnitten von Patienten mit präkanzerösen und kanzerösen oralen Läsionen wurde ein modifiziertes spezifisches Erythrozyten-Adhärenzverfahren verwendet. Der Test zeigte leicht positive Ergebnisse in atypischen Bereichen, und in histologisch von Neoplasie betroffenen Bereichen kam es zu einer vollständigen Deletion des Antigens.

Sie schlugen vor, dass Bereiche mit SRCA-Test-negativem Epithel eng mit invasiven Karzinomen verbunden sind.

Demir T. et al.[33] versuchten **2007** festzustellen, ob es einen Zusammenhang zwischen Parodontalerkrankungen und ABO-Blutgruppen gibt. Die Studie wurde an 1351 Probanden durchgeführt. Die Probanden wurden in drei Gruppen eingeteilt: diejenigen mit Gingivitis, Parodontitis und die Gesunden. In der Gingivitis-Gruppe wurde ein relativ hoher Prozentsatz von Patienten der Gruppe A und in der Parodontitis-Gruppe ein relativ hoher Prozentsatz von Patienten der Gruppe O festgestellt. Sie
kamen zu dem Schluss, dass ABO-Bluntuntergruppen einen Risikofaktor für die Entwicklung von Parodontalerkrankungen darstellen könnten.

Demir T. et al.[34] versuchten **2009** festzustellen, ob die aus den Parodontaltaschen von Personen mit Parodontalerkrankungen isolierten Bakterien bei verschiedenen ABO-Blutgruppen Unterschiede in der KBE-

Menge zur Bildung von Kolonien aufweisen.

Al-Ghamdi[35] sammelte **2009** Daten von 161 Patienten mit chronischer Parodontitis. ParodontalParameter wurden zwischen allen ABO-Gruppen verglichen, mit Ausnahme der AB-Gruppe, die aufgrund ihrer geringenGröße. Es wurde ein signifikanter Zusammenhang zwischen der ABO-Blutgruppe und dem Schweregrad derchronische Parodontitis und Patienten mit dieser Gruppe hatten ein höheres Risiko, aneine schwerere Form der Parodontitis.

Koregol A.C. et al.[36] führten **2010** eine Studie durch, um den Zusammenhang zwischen ABO-Blut

Gruppe und Parodontalerkrankungen. Insgesamt wurden 1220 Personen im Alter von 20 und 55 Jahren ausgewählt.

Die Studienpopulation wurde in drei Gruppen eingeteilt: gesund, Gingivitis und Parodontitis.

nach den parodontalen Parametern. Die Blutgruppe A zeigte einen höheren Prozentsatz an Gingivitis

Gruppe O zeigte einen höheren Prozentsatz in der Parodontitisgruppe. Die Blutgruppe AB zeigte am wenigsten

Prozentsatz der Parodontalerkrankungen.

Eid HA führte **2011 unter**[37] eine Studie durch, um den Zusammenhang zwischen der ABO-Blutgruppe und dem Gesundheitszustand des Zahnfleisches zu ermitteln. 400 Probanden wurden nach dem Zufallsprinzip ausgewählt. Sie wurden je nach Blutgruppe in vier Hauptgruppen eingeteilt und jede Gruppe bestand aus 100 Patienten. Die Blutgruppe A wies einen höheren Prozentsatz an Gingivitis auf. Er kam zu dem Schluss, dass ABO-Bluthtergruppen einen Risikofaktor für die Entwicklung von

Parodontalerkrankungen darstellen können.

Pai GP et al.[38] versuchten **2012**, den Zusammenhang zwischen Krankheit und ABO-Blutgruppe zu ermitteln. Insgesamt 750 Probanden im Alter zwischen 30 und 38 Jahren wurden nach dem Zufallsprinzip ausgewählt. Die Studienteilnehmer wurden anhand des Loe- und Silness-Index und des klinischen Attachmentverlusts in die Gruppen gesunde/leichte Gingivitis, mittelschwere/schwere Gingivitis und Parodontitis eingeteilt. Die Studiengruppe wurde anhand des Ramfjord-Index für parodontale Erkrankungen weiter kategorisiert und eingestuft. Zur Bestimmung der ABO-Blutgruppe wurden Blutproben entnommen. Die prozentuale Verteilung der Probanden mit den Blutgruppen O und AB war in der Gruppe mit gesunder/leichter Gingivitis und in der Gruppe mit mäßiger/schwerer Gingivitis höher, während die Probanden mit den Blutgruppen A und B in der Parodontitis-Gruppe höher waren.

Vivek S et al.[39] führten **2013** eine Studie mit 220 Probanden durch, die ergab, dass Probanden mit der Blutgruppe O eine größere Neigung zu Parodontitis hatten. Sie schlugen vor, dass Blutgruppen als Determinante für Parodontitis fungieren können.

Kundu D. et al.[40] führten **2014** eine Studie durch, um bei Personen mit aggressiver Parodontitis die Ausprägung der ABO-Blutgruppe zu untersuchen. Insgesamt 45 Probanden der Altersgruppe 20-50 Jahre, die keine bekannten systemischen Erkrankungen aufwiesen, wurden in drei Gruppen eingeteilt: parodontal gesunde Kontrolle, chronische Parodontitis und aggressive Parodontitis. Es wurden periphere Blutproben entnommen. Es wurde eine ABO-Blutgruppenbestimmung durchgeführt. Es zeigte sich, dass die meisten Probanden mit aggressiver Parodontitis der Blutgruppe AB angehörten.

Hamed Mortazavi et al.[41] führten **2015** eine Studie durch, in der die Blutgruppe B als möglicher unveränderlicher Risikofaktor für Gingivitis bei iranischen Patienten vorgeschlagen wurde; daher sollten Menschen mit dieser Blutgruppe dazu angehalten werden, auf ihre Mundgesundheit zu achten, um kontrollierbare Risikofaktoren wie Zahnbelag als Präventionsmaßnahme zu verringern.

Manoj Humagain und Dinesh Rokaya[42] untersuchten **2014** die Möglichkeit einer Korrelation zwischen der ABO-Blutgruppe und dem Schweregrad der Parodontalerkrankung anhand der Parameter Sondierungstaschentiefe, Verlust des klinischen Attachmentlevels und Anzahl der fehlenden Zähne in nepalesischen Erwachsenenproben.

Bushra Habeeb[43] führte **2014** eine Studie in der saudischen Bevölkerung durch. Es wurde berichtet, dass die häufigste Blutgruppe O (etwa 51 % der Gesamtprobe) und die niedrigste AB (etwa 4 %) war. In dieser Studie gehörten 41,86 % (54 Patienten) der Patienten zur Gruppe O, 21,71 % (28 Patienten) zur Gruppe A, 28,68 % (37 Patienten) zur Gruppe B und nur 7,75 % (10 Patienten) zur Gruppe AB.

Balaji Ramamoorthy, Sheeja Varghese, Asha Ramesh[44] führten **2015** eine Studie durch, die zu dem Schluss kam, dass die Blutgruppe O einen höheren Prozentsatz in der Parodontitis-Gruppe aufwies und dass der AB-Phänotyp den geringsten Prozentsatz an Parodontalerkrankungen aufwies. Dieser Zusammenhang kann darauf zurückzuführen sein, dass verschiedene Blutgruppenantigene als Rezeptoren für Infektionserreger fungieren, die mit Parodontalerkrankungen in Verbindung stehen. Diese breite Korrelation zwischen Parodontalerkrankungen.

MATERIALIEN UND METHODEN
Studiendesign und Größe der Stichprobe:

Bei dieser Studie handelte es sich um eine Querschnittsstudie. Die Prüfer hatten keine Kenntnis von der Blutgruppe der Patienten. Das Studiendesign wurde von der Ethikkommission des KD Dental College & Hospital, Mathura, geprüft und genehmigt.

Es wurden Daten von 800 systemisch gesunden Patienten gesammelt. Sie wurden dann nach ihren Blutgruppen gruppiert, um die Prävalenz von Blutgruppenphänotyp und Parodontalerkrankungen zu ermitteln.

Parodontale Untersuchung:

Bei allen Patienten wurde eine vollständige Untersuchung des Mundes (ohne dritte Molaren) durchgeführt. Für jeden Zahn wurden sechs Stellen untersucht (mesiobukkal, mittelbukkal, distobukkal, mesiolingual, mittellingual und distolingual). Der Plaqueindex (Silness und Loe), der Gingivaindex (Loe und Silness) und der Ramfjord-Parodontalindex (PDI) werden aufgezeichnet.

In der vorliegenden Studie wurden alle Fälle in 4 Gruppen eingeteilt:

Gruppe I: gesund/schwache Gingivitis,

Gruppe II: mäßige Gingivitis

Gruppe III: schwere Gingivitis

Gruppe IV: Parodontitis-Gruppe
Einschlusskriterien
Patienten mit mindestens 20 Zähnen
Patienten in der Altersgruppe 30 bis 50 Jahre
Ausschlusskriterien:
Raucher
Patienten, die in der Vergangenheit Antibiotika eingenommen haben (6 Monate)
Schwangere Frauen

Vorliegen einer systemischen Erkrankung
Die ABO-Blutgruppe wurde mit der Objektträger-Agglutinationsmethode bestimmt.

Das Prinzip:
Die mit Antiseren angewandten Verfahren beruhen auf dem Prinzip der Agglutination. Normale menschliche Erythrozyten, die Antigene besitzen, verklumpen in Gegenwart des entsprechenden Antikörpers.

Materialien und Verfahren:
Antisera, Objektträger, Lanzette, Mikroskop

Unter aseptischen Vorsichtsmaßnahmen wurde mit einer sterilen Lanzette in das Fruchtfleisch des Ringfingers gestochen. Jedem Tropfen Antiserum wurde ein Tropfen Blut zugesetzt. Blut und Antiserum wurden durch Kippen des Objektträgers gemischt und dann unter dem Mikroskop untersucht.

Die Blutgruppen wurden wie folgt bestimmt:-

Agglutination im Objektträger A- Blutgruppe A

Agglutination in Objektträger B-Blutgruppe B

Agglutination in beiden Objektträgern - Blutgruppe AB

Agglutination in keinem der beiden Objektträger - Blutgruppe O

Agglutination mit Antiseren D- Rh positiv

Statistische Analyse
Alle Daten wurden in Microsoft Excel eingegeben und anschließend statistisch ausgewertet.

Mit dem Chi-Quadrat-Test wurde die Korrelation zwischen dem Sekretorstatus und der Parodontalerkrankung ermittelt.

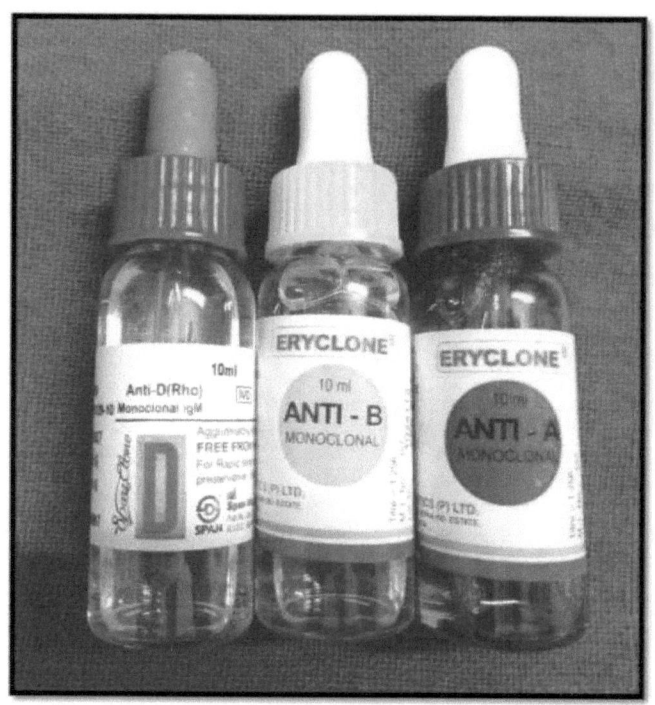

ABB. 1: ANTISERUM

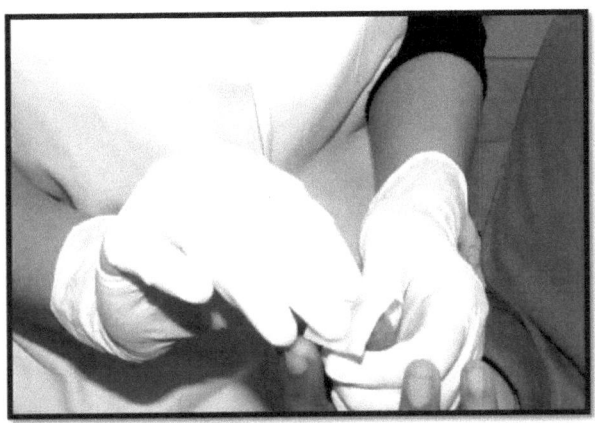

ABB. 2: REINIGUNG DES FINGERS MIT EINEM ALKOHOLTUPFER

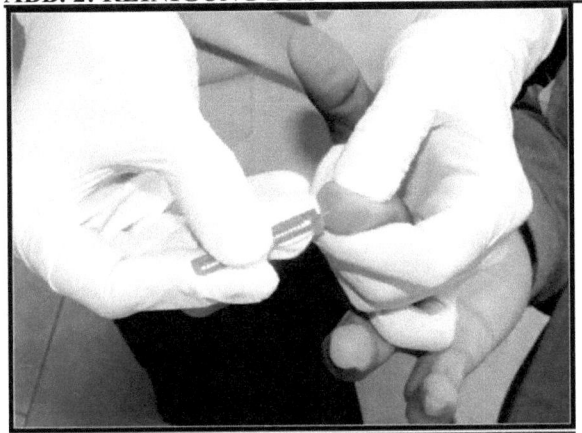

ABB. 3: STECHEN IN DEN FINGER MIT EINER STERILEN LANZETTE

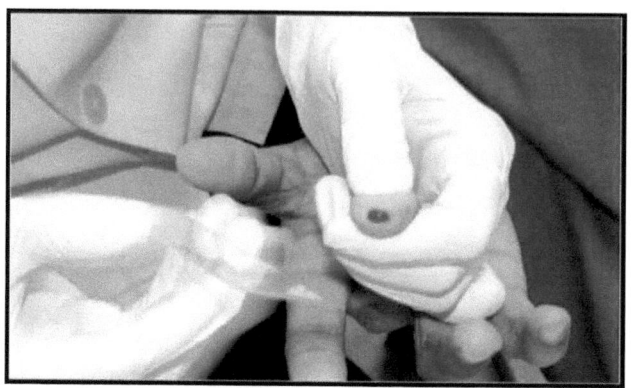

ABB. 4: AUFFANGEN DES BLUTES AUF EINEM OBJEKTTRÄGER

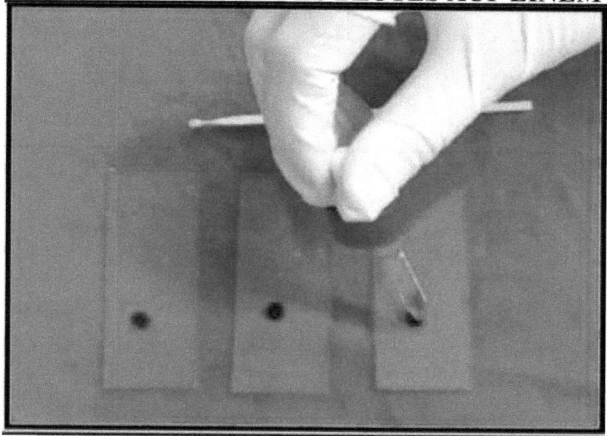

ABB. 5: HINZUFÜGEN DES ANTISERUMS

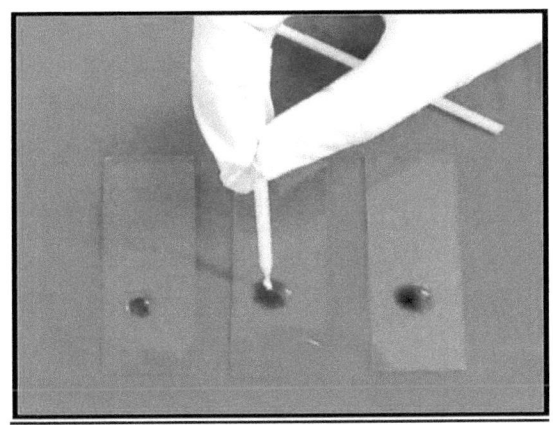

ABB. 6: MISCHEN VON BLUT UND ANTISERUM

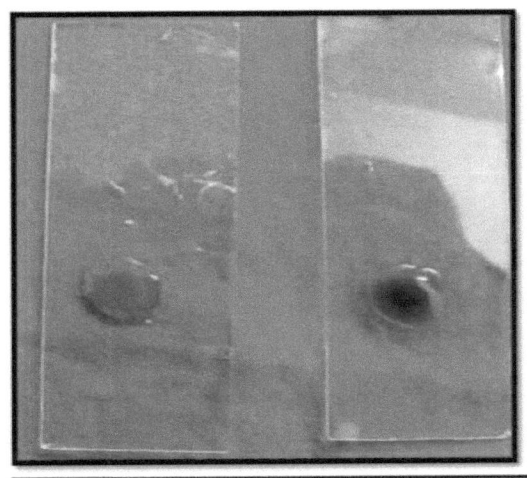

ABB. 7: MIT BLOSSEM AUGE SICHTBARE VERKLUMPUNG

Tabelle 1: VERTEILUNG DER PATIENTEN NACH BLUTGRUPPE

Blutgruppe	Anzahl der Patienten	%
AB+ve	198	24.8
B+ve	321	40.1
A+ve	147	18.4
O+ve	123	15.4
O-ve	4	0.5
A-ve	5	0.6
B-ve	2	0.3
Insgesamt	800	100.0

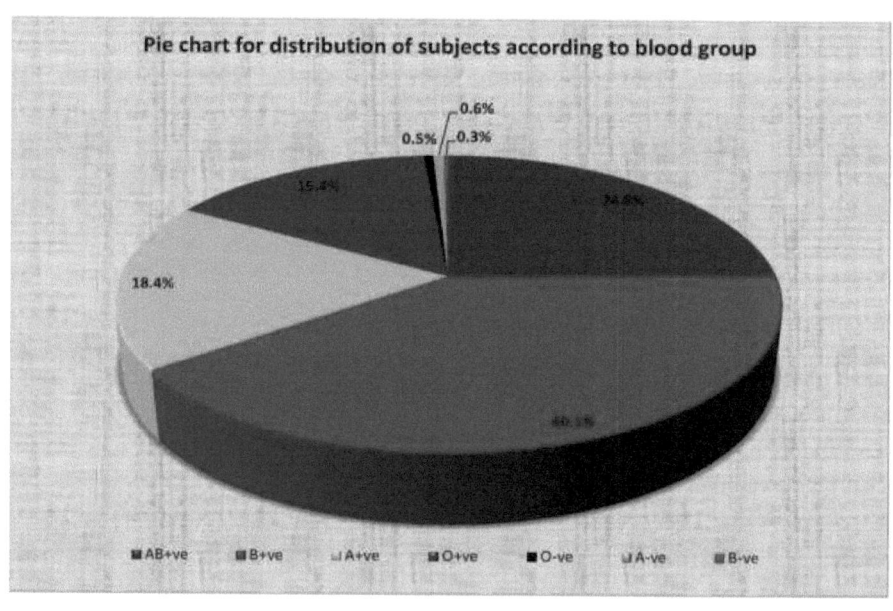

Tabelle 2: Vergleich zwischen Blutgruppen und PERIODONTALEM STATUS

Blutgruppen	Gesund/ Mild Gingvitis		Mäßige/schwere Gingivitis		Parodontitis		GESAMT	
	n	%	n	%	n	%	n	%
AB+ve	18	12.2	138	52.9	42	10.7	198	24.8
B+ve	18	12.2	11	4.2	292	74.7	321	40.1
A+ve	44	29.7	75	28.7	28	7.2	147	18.4
O+ve	62	41.9	33	12.6	28	7.2	123	15.4
o-ve	3	2.0	1	0.4	0	0.0	4	0.5
A-ve	2	1.4	2	0.8	1	0.3	5	0.6
B-ve	1	0.7	1	0.4	0	0.0	2	0.3
Insgesamt	148	100.0	261	100.0	391	100.0	800	100.0

Chi-Quadrat-Wert=502,036, P-Wert<0,0001, hoch signifikant

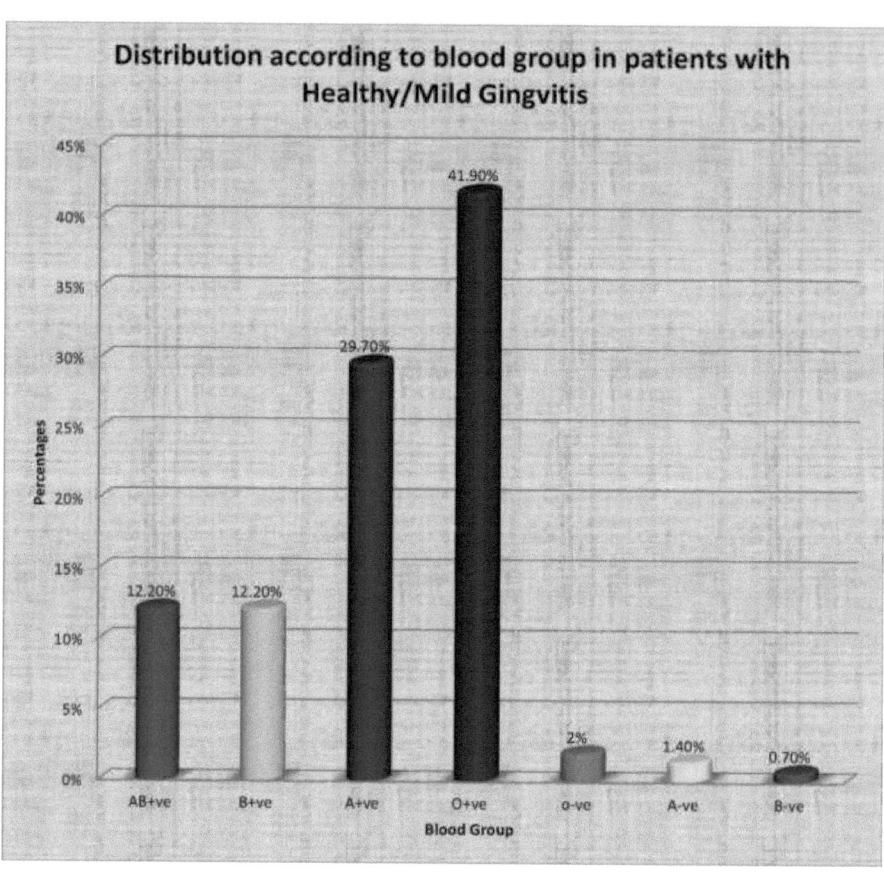

GRAFIK 2

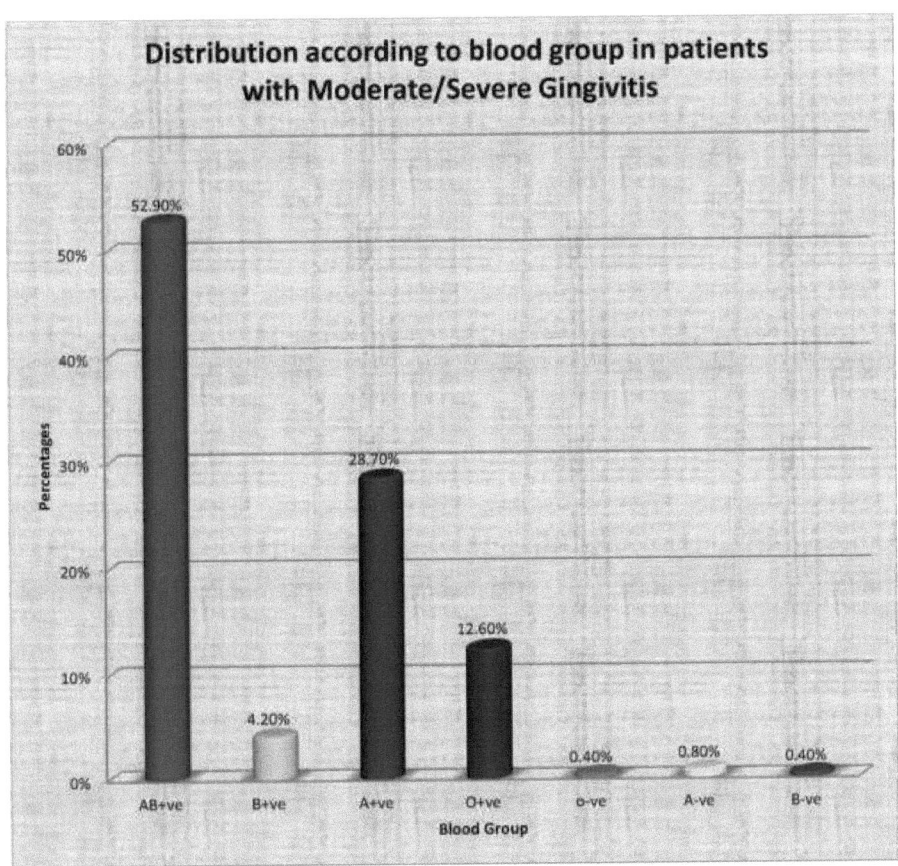

GRAFIK 3

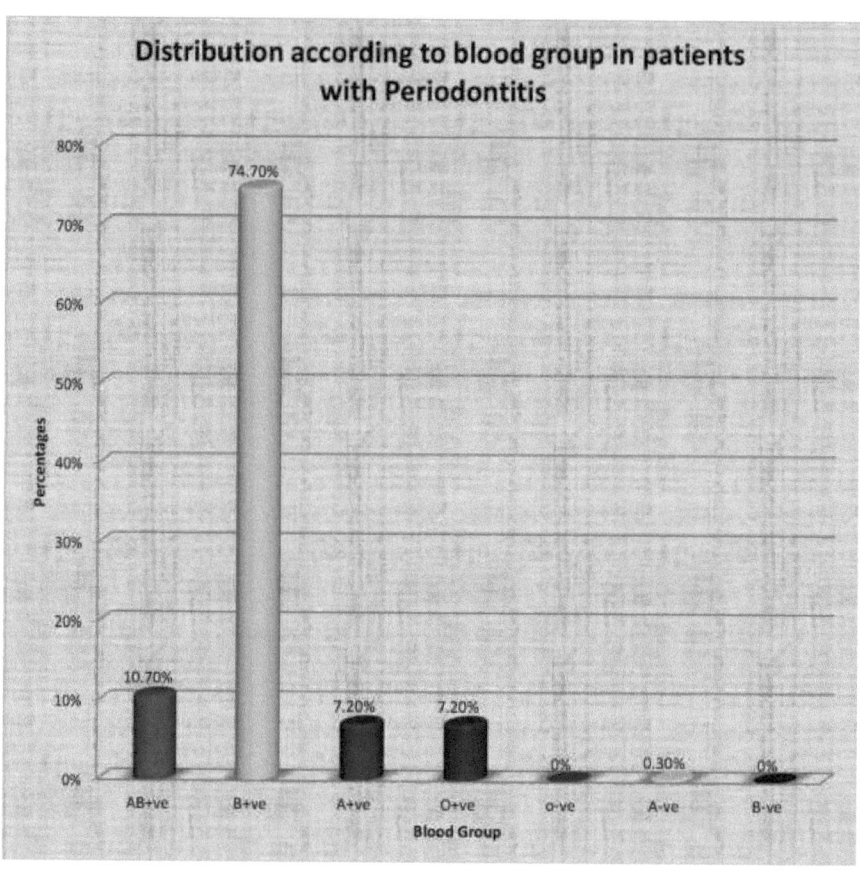

GRAFIK 4

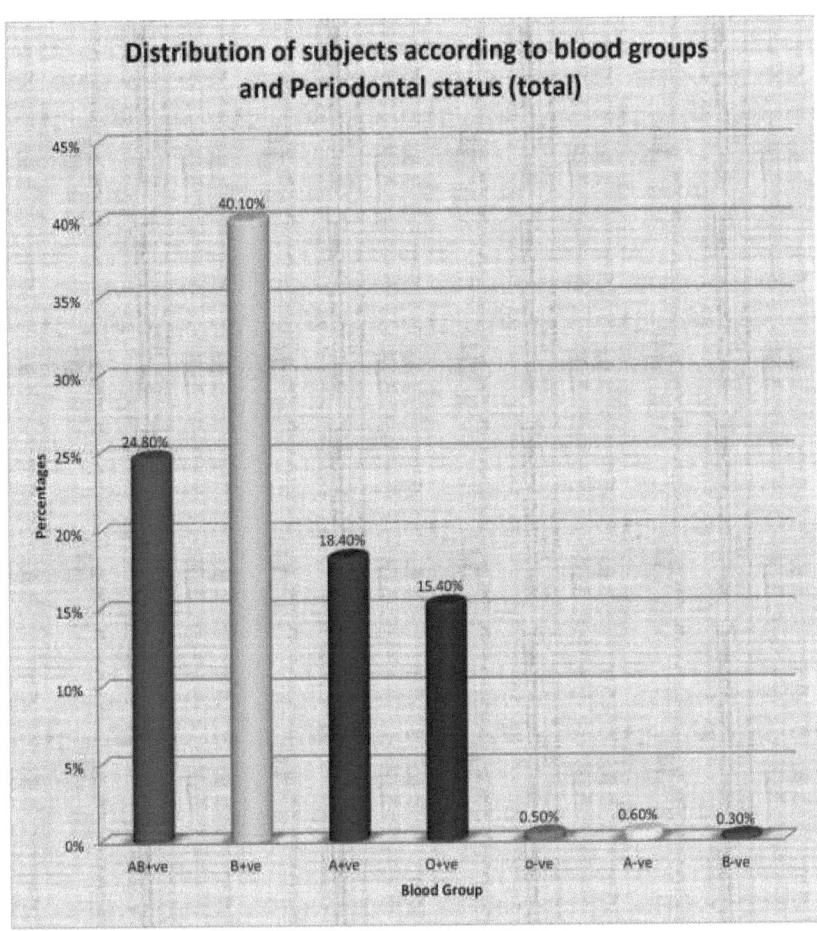

GRAFIK 5

Tabelle 3: VERTEILUNG DER PATIENTEN NACH KLASSEN

Klassen	Nr. der Patienten	%
Klasse 0	56	7.0
Klasse 1	92	11.5
Klasse 2	132	16.5
Klasse 3	129	16.1
Klasse 4	363	45.4
Insgesamt	800	100.0

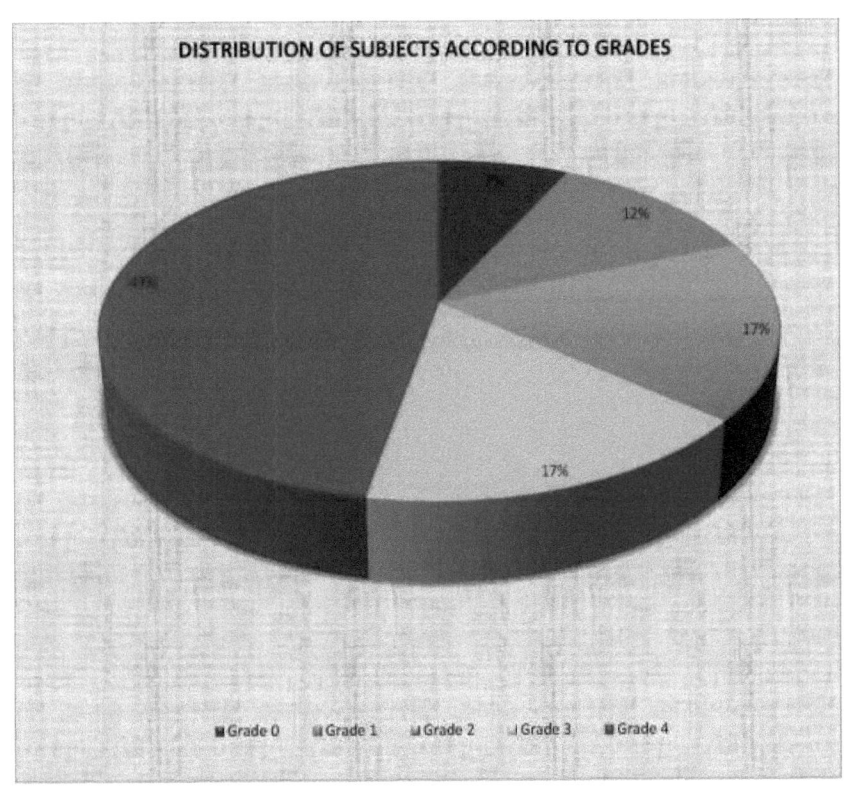

SCHAUBILD 6

Tabelle 4: Vergleich zwischen Blutgruppe und Parodontalstatus

Blutgruppe		Parodontaler Status					
		Klasse 0	Klasse 1	Klasse 2	Klasse 3	Klasse 4	Insgesamt
A+ve	n	27	17	23	52	28	147
	%	18.4	11.6	15.6	35.4	19.0	100.0
B+ve	n	7	11	5	6	292	321
	%	2.2	3.4	1.6	1.9	91.0	100.0
AB+ve	n	8	10	120	18	42	198
	%	4.0	5.1	60.6	9.1	21.2	100.0
O-ve	n	21	41	16	17	28	123
	%	17.1	33.3	13.0	13.8	22.8	100.0
A-ve	n	0	2	1	1	1	5
	%	0.0	40.0	20.0	20.0	20.0	100.0
B-ve	n	1	1	0	1	0	3
	%	33.3	33.3	0.0	33.3	0.0	100.0
O+ve	n	1	2	1	0	0	4
	%	25.0	50.0	25.0	0.0	0.0	100.0
GESAMT	n	56	92	132	129	363	800
	%	7.0	11.5	16.5	16.1	45.4	100.0

Chi-Quadrat-Wert=649,609, P-Wert<0,0001, hoch signifikant

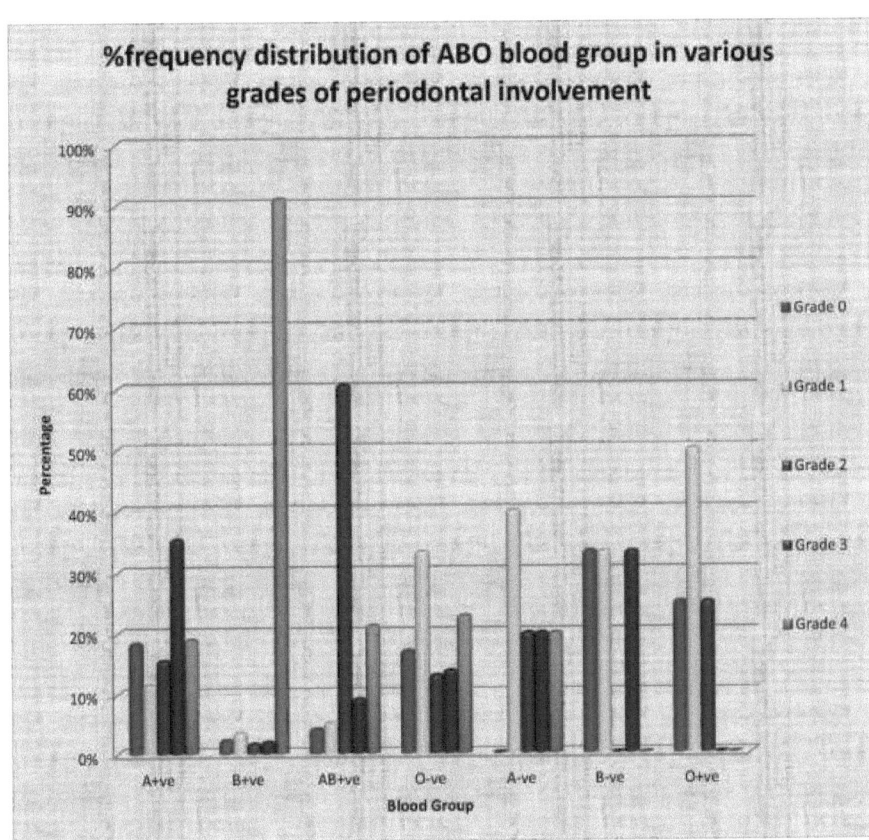

SCHAUBILD 7

TABELLEN

Tabelle 1 zeigt, dass die Blutgruppe B+ve am häufigsten vorkommt. 321 der insgesamt 800 Patienten haben die Blutgruppe B+ve.

Tabelle 2 zeigt die Verteilung und den Vergleich der Blutgruppen mit dem Parodontalstatus. Die Blutgruppe O+ve zeigt mit 41,9 % die höchste Prävalenz für einen gesunden/schwachen Gingivastatus. Die Blutgruppe AB+ve zeigt mit 52,9 % die höchste Prävalenz für mittlere/schwere Gingivitis. Die Blutgruppe B+ve weist mit 74,7% die höchste Prävalenz für Parodontitis auf. P-Wert <0,0001, hoch signifikant.

Tabelle 3 zeigt die Verteilung der Probanden nach den Graden der parodontalen Beteiligung (Ramjford-Index). Grad 4, d.h. Parodontitis, wies die höchste Prävalenz auf, mit einer Gesamtzahl von 363 Probanden von den insgesamt 800 Probanden der Studie.

Tabelle 4 zeigt die Verteilung der Blutgruppen nach den Graden der parodontalen Beteiligung. Probanden mit Blutgruppe B+ve weisen die höchste Prävalenzrate für die Entwicklung eines Parodontalstatus Grad 4 auf. Die Tabelle zeigt, dass Probanden mit der Blutgruppe B+ve eine Prävalenzrate von 91 % für Parodontitis Grad 4 aufweisen.

GRAFIKEN

Schaubild 1 und 6: Das Torten- und Balkendiagramm zeigt die höchste Prävalenz der Blutgruppe B+ve unter den 800 Probanden, die an der Studie teilnahmen, mit einem Prozentsatz von 40,1

Schaubild 2: Das Balkendiagramm zeigt die Verteilung der Blutgruppen der Probanden nach der Prävalenz der gesunden/schwachen Gingivitis. Dieser Zahnfleischzustand war bei den Probanden mit der Blutgruppe O+ve mit einem Prozentsatz von 41,9 % am stärksten ausgeprägt.

Schaubild 3: Das Balkendiagramm zeigt die Verteilung der Blutgruppen der Probanden entsprechend der Prävalenz von mäßiger/schwerer Gingivitis. Es wurde festgestellt, dass dieser Zustand bei den Probanden mit der Blutgruppe AB+ve mit einem Prozentsatz von 52,90 % am häufigsten auftritt.

Schaubild 4: Das Balkendiagramm zeigt die Verteilung der Blutgruppen der Probanden nach der Prävalenz der Parodontitis. Es wurde festgestellt, dass dieser Zustand bei den Probanden mit der Blutgruppe B+ve mit einem Prozentsatz von 74,70 % am höchsten ist.

Grafik 5: Das Tortendiagramm zeigt die Verteilung der Probanden nach verschiedenen Graden der parodontalen Beteiligung gemäß Ramjford-Index. Die höchste Anzahl der Probanden hatte den Grad 4 der parodontalen Beteiligung und erreichte einen Prozentsatz von 47.

Schaubild 7: Das Balkendiagramm zeigt die prozentuale Häufigkeit der Verteilung des ABO-Blutgruppenphänotyps in verschiedenen Graden der parodontalen Beteiligung. Es zeigt, dass B+ve Blut die höchste Korrelation mit Parodontitis, AB+ve die höchste Korrelation mit mäßiger Gingivitis und O+ve die höchste Korrelation mit leichter Gingivitis aufweist.

DISKUSSION
Parodontitis ist eine entzündliche Erkrankung, die in den Industrieländern die Hauptursache für Zahnverlust ist und in den Entwicklungsländern immer häufiger auftritt. Parodontitis ist definiert als "eine entzündliche Erkrankung des Stützgewebes der Zähne, die durch spezifische Mikroorganismen oder Gruppen spezifischer Mikroorganismen verursacht wird und zu einer fortschreitenden Zerstörung des parodontalen Ligaments und des Alveolarknochens mit Taschenbildung, Rezession oder beidem führt.[50] Während man davon ausgeht, dass mikrobielle und andere Umweltfaktoren das Fortschreiten der Parodontalerkrankung auslösen und modulieren, gibt es inzwischen starke Belege dafür, dass genetische und umweltbedingte Risikofaktoren eine Rolle bei der Veranlagung und dem Fortschreiten von Parodontalerkrankungen spielen. Die Anwendung genetischer Informationen und Technologien für die Vorhersage, Diagnose und Behandlung von Parodontalerkrankungen ist konzeptionell überzeugend. Die relative Anfälligkeit einiger Blutgruppenphänotypen für bestimmte Krankheiten wurde untersucht.[51]

Mögliche Mechanismen hinsichtlich der Auswirkungen der ABO-Blutantigene auf die Entwicklung des Risikos einer Parodontalerkrankung werden wie folgt beschrieben:

a. Laut Malena ist die ABO-Spezifität verschiedener Bakterien gut bekannt und die Antikörpertiter gegen diese Spezifitäten variieren mit der Blutgruppe des Wirts.

b. Al Ghamdi wies darauf hin, dass die Sekretion der ABO-Antigene in den Speichel wahrscheinlich die Fähigkeit der Bakterien hemmt, sich an den Zahnoberflächen festzusetzen, da viele dieser Bakterien Oberflächenlektine besitzen, mit denen sie sich an der Körperoberfläche festsetzen und die oft ABO-spezifisch sind.

c. Singh zeigte, dass die Antigene des ABO-Systems auch als Rezeptoren für Infektionserreger fungieren. Darüber hinaus stellte Demir fest, dass verschiedene ABO-Blutgruppen signifikante Unterschiede in der Anzahl der Besiedlung mit Bakterien aufweisen, die die Hauptverursacher von Parodontalerkrankungen sind.[52,54]

Parodontitis ist eine polymikrobielle und multifaktorielle Erkrankung, die sich in Ätiologie, natürlichem Verlauf, Krankheitsverlauf und Ansprechen auf die Therapie unterscheidet, aber eine gemeinsame zugrunde liegende Kette von Ereignissen aufweist, die durch Krankheitsmodifikatoren beeinflusst werden (Ekstein, 2010). Das Vorhandensein von Mikroorganismen ist ein entscheidender Faktor bei entzündlichen Erkrankungen, aber das Fortschreiten der Krankheit hängt von wirtsbezogenen Risikofaktoren ab. Eine breite Palette von Hintergrundfaktoren wie Alter, Geschlecht, Bildung, Wohnort, Mundhygienegewohnheiten, sozioökonomischer Status, genetische Merkmale und Rauchgewohnheiten wurden als Risikofaktoren für das Auftreten und Fortschreiten von Parodontalerkrankungen identifiziert (Michalowicz, 1994).[53]

Demir et al. fanden heraus, dass verschiedene ABO-Blutgruppen signifikante Unterschiede in der Besiedlungsrate einer Reihe von Parodontal-Erregern aufweisen können, die die Hauptverursacher von Parodontalerkrankungen sind.

Ziel der vorliegenden Studie war es, eine solche Möglichkeit zu erforschen, die Prävalenz von Parodontalerkrankungen bei verschiedenen Blutgruppen unter Verwendung des ABO-Systems zu bestimmen und den Schweregrad der Parodontalerkrankung mit verschiedenen Blutgruppen im Distrikt Mathura im Bundesstaat Uttar Pradesh zu korrelieren. Probanden mit Blutgruppe B+ve wiesen die höchste Prävalenzrate für die Entwicklung eines Parodontalstatus von Grad 4 auf.[55]

Nur wenige Studien haben den Zusammenhang zwischen ABO-Blutgruppe und Parodontalerkrankungen untersucht. Gawrzewska stellte fest, dass Personen mit der Blutgruppe O schwerer an Parodontitis erkranken, während Personen mit der Blutgruppe A resistenter gegenüber Parodontitis sind. Kaslick et al. stellten fest, dass Parodontitis-Patienten mit größerer Wahrscheinlichkeit die Blutgruppen A oder B aufwiesen. Frias und Lopez kamen zu dem Schluss, dass es keinen Zusammenhang zwischen dem Sekretorstatus der ABO-Blutgruppe und juveniler Parodontitis gibt. Arowojolu et al. stellten jedoch fest, dass alle jugendlichen Parodontitis-Patienten entweder die Blutgruppe B oder AB hatten und alle Rh-positiv waren, während zu den nicht jugendlichen Parodontitis-Patienten diejenigen mit den Blutgruppen B oder O gehörten, die Rh-positiv oder Rh-negativ waren, und diejenigen mit der Blutgruppe AB, die Rh-positiv waren. Die Stichprobengrößen in den letztgenannten Studien waren klein, und die Ergebnisse können nicht verallgemeinert werden.[56]

Mondal et al. (2012), Agrawal et al. (2014) und verschiedene andere Forscher haben herausgefunden, dass die Verteilung der Blutgruppen des ABO-Systems in verschiedenen Bevölkerungsgruppen Westbengalens und Indiens als O>A>B>AB oder O>B>A>AB auftritt, wobei O die am weitesten verbreitete Blutgruppe ist. In unserer Studie war die Verteilung der Blutgruppe B am höchsten, gefolgt von O. Dies steht im Gegensatz zu den meisten Studien, aber im Einklang mit der Tatsache, dass die Blutgruppe B bei Asiaten am häufigsten vorkommt (27 %). Da die Studienpopulation begrenzt war, sollten diese Ergebnisse nicht auf die Gesamtbevölkerung extrapoliert werden, sondern weitere Studien rechtfertigen. Viele Autoren haben die Möglichkeit eines Zusammenhangs zwischen genetischen Polymorphismen der ABO-Blutgruppe und verschiedenen Infektionskrankheiten, insbesondere des Vorderdarms, dokumentiert.[57]

Al Ghamdi zeigte, dass die Blutgruppe B ein höheres Risiko für die Entwicklung von Parodontitis aufweist. In einer anderen Studie von Pradhan AC et al. konnte kein signifikanter Zusammenhang zwischen Blutgruppe und Parodontitis nachgewiesen werden.[58]

Koregol et al. (2010) berichteten in ihren Studien, dass O, B bzw. A, B und O in signifikantem Zusammenhang mit Parodontalerkrankungen stehen Pai et al., 2007, 2012; Vivek et al, (2013). Aus den gewonnenen Erkenntnissen und den Berichten in der Literatur lässt sich schließen, dass Beziehungen zwischen allen Blutgruppen und Parodontalerkrankungen bestehen. Koregol et al. berichteten auch, dass Personen, die Rh-negativ waren, ein höheres Risiko hatten, Parodontalerkrankungen zu entwickeln. Hier wurde kein signifikanter Zusammenhang zwischen AGP und rauchenden Eltern oder Familienmitgliedern mit Zahnverlust festgestellt. Dies lässt sich damit begründen, dass die Genetik bei der Entwicklung von Parodontalerkrankungen eine Rolle spielen kann. Weitere Studien sind jedoch ratsam, um diesen Zusammenhang zu klären.[59]

Die Gewebelokalisierung der Histo-Blutgruppenantigene hat gezeigt, dass die Antigene in den Geweben der Erythrozyten-Blutgruppe entsprechen, die

Gewebeausprägung jedoch vom Sekretorstatus des Individuums abhängig ist. Der Sekretorstatus ist die Sekretion der Blutgruppenantigene ABO (H), die ein Faktor sein kann, der die Entwicklung von systemischen oralen Erkrankungen beeinflusst.[60]

Im geschichteten Epithel hängt die Expression von Histo-Blutgruppen-Antigenen vom Stand der zellulären Differenzierung und Reifung ab, und es findet eine sequentielle Verlängerung der terminalen Kohlenhydratkette während der Lebensspanne der Zelle statt. Basalzellen exprimieren kurze Kohlenhydratketten, die Vorläufer von A/B sind, während A- oder B-Antigene in der Stachelzellschicht zu finden sind. Unterschiede in den Differenzierungsmustern zwischen keratinisiertem und nicht keratinisiertem Epithel beeinflussen die Expression von Blutgruppenantigenen. Keratinisiertes Plattenepithel kann A- oder B-Antigene nur in sehr wenigen und hoch differenzierten Zellen exprimieren, während das H-Vorläufer-Antigen auf den meisten stacheligen Zellen exprimiert wird. Dieses Konzept unterstützt das Ergebnis der vorliegenden Studie.[61]

Neue spannende Daten stellen eine Verbindung zwischen den Fransengenen und der epithelialen Differenzierung her. Fransengene sind Zelldifferenzierungsproteine, die eine Glykosyltransferase-Aktivität besitzen. Diese Proteine leiten die Verlängerung von Kohlenhydratresten ein, die an Notch-Rezeptoren gebunden sind, bei denen es sich um Transmembranproteine handelt, die die mit der Zelldifferenzierung verbundene Kommunikation vermitteln. Die Feststellung, dass Fringe im geschichteten Epithel der Maus unterschiedlich exprimiert wird und dass es sich bei dem Genprodukt um Glykosyltransferase handelt, ist im

Zusammenhang mit der Feststellung einer sequenziellen Expression von Kohlenhydraten während der epidermalen Differenzierung interessant, zumal bei Mäusen blutgruppenantigenverwandte Kohlenhydrate in spezifischen Strukturen wie Geschmacksknospen, Zungenpapillen und gingivalem Junktionsepithel exprimiert werden.[62]

ZUSAMMENFASSUNG UND SCHLUSSFOLGERUNG

Es wurde festgestellt, dass die Blutgruppe B+ve am häufigsten vorkommt. Von den insgesamt 800 Patienten hatten 321 Probanden die Blutgruppe B+ve. Die Blutgruppe O+ve wies mit 41,9 % die höchste Prävalenz für einen gesunden/schwachen Gingivastatus auf. Die Blutgruppe AB+ve wies mit 52,9 % die höchste Prävalenz für mittlere/schwere Gingivitis auf. Die Blutgruppe B+ve wies die höchste Prävalenz für Parodontitis auf.

Die Ergebnisse dieser Studie zeigen, dass Parodontalerkrankungen in signifikantem Zusammenhang mit der Blutgruppe stehen können, insbesondere bei positiver Blutgruppe B. Es wird auch vorgeschlagen, dass Patienten mit Hochrisiko-Blutgruppen Screening-Programme durchlaufen und spezifische Präventions- und Behandlungspläne für sie festgelegt werden, die dem Zweck der Durchführung dieser epidemiologischen Studie dienen.

REFERENZEN
1. Albandar JM, Rams TE. Globale Epidemiologie von Parodontalerkrankungen: ein Überblick. Periodontol 2000. 2002 Apr; 29(4): 7-10.
2. Page RC, Kornman KS. Die Pathogenese der menschlichen Parodontitis: eine Einführung. Periodontol 2000. 1997 Oct; 14(3): 9-11.
3. McFall WT Jr. Zahnverlust bei 100 behandelten Patienten mit Parodontalerkrankungen. Eine Langzeitstudie. J Periodontol 1982 March; 53(7): 539549.
4. Jenkins WM, Kinane DF. Die "Hochrisikogruppe" bei Parodontitis. J Br Dent. 1989 Nov; 167(2): 168-171.
5. Vijay Raghavan MR, Bailoor DN, Jhansi Rani P. Inzidenz von ABO-Blutgruppen bei Mundkrebs im Bezirk Süd-Kanara. Journal of the Indian Dental Association 1986 Apr; 58(4):305-308.
6. Saito T, Shimazaki Y, Yamashita T. Zusammenhang zwischen Fettleibigkeit, Glukosetoleranz und Parodontalerkrankungen bei japanischen Frauen: die Hisayama-Studie. J Periodont Res 2005 Dec; 40(2): 346-353.
7. Gomez RS, Dutra WO, Moreira PR. Epigenetik und Parodontalerkrankungen: Zukunftsperspektiven. Inflamm Res. 2009 Oct;58(10):625-9.
8. Taba Jr. M, Jin Q, Sugai JV, Giannobile WV. Aktuelle Konzepte des parodontalen Bioengineerings. Orthod Craniofac Res. 2005 Nov; 8(4):292-302.
9. Kinane DF, Hart TC. Gene und Genpolymorphismen im Zusammenhang mit Parodontalerkrankungen. Crit Rev Oral Biol Med. 2003 Nov; 14(6):430- 49.
10. Pihlstrom BL, Michalowicz BS, Johnson NW. Parodontalerkrankungen. Lancet. 2005 Nov ;366(9499) :1809-20.
11. Ausschuss für Forschung, Wissenschaft und Therapie der American Academy of Periodontology. Informationspapier: Auswirkungen der Gentechnologie auf die Behandlung von Parodontalerkrankungen. J Periodontol. 2005 May; 76(5):850-7.

12. Michalowicz BS, Aeppli DP, Kuba RK, Bereuter JE, Conry JP, Segal NL, et al. A twin study of genetic variation in proportional radiographicalveolar boneheight . J Dent Res. 1991 Nov;70(11):1431-5.
13. Govindaraj P, Khan NA, Gopalakrishna P, Chandra RV, Vanniarajan A, Reddy AA, et al. Mitochondrial dysfunction and genetic heterogeneity in chronic periodontitis. Mitochondrion. 2011 May;11(3):504-12.
14. Cirelli JA, Park CH, MacKool K, Taba Jr M, Lustig KH, Burstein H, et al. AAV2/1-TNFR:Fc-Gentransfer verhindert das Fortschreiten von Parodontalerkrankungen. Gene Ther. 2009 Mar;16(3):426-36.
15. Jin Q, Cirelli JA, Park CH, Sugai JV, Taba Jr M, Kostenuik PJ, et al. RANKL-Hemmung durch Osteoprotegerin blockiert Knochenverlust bei experimenteller Parodontitis. J Periodontol. 2007 Jul; 78(7):1300-8.
16. Bhatavadekar NB, Williams RC. Neue Wege der Wirtsmodulation bei der Behandlung von Parodontalerkrankungen. J Clin Periodontol. 2009 Feb; 36(2):124-6.
17. Queiroz AC, Taba Jr M, O'Connell PA, da Nobrega PB, Costa PP, Kawata VK, et al. Inflammation markers in healthy and periodontitis patients: a preliminary data screening. Braz Dent J. 2008 Dec;19(1):3-8.
18. Toomes C, James J, Wood AJ, Wu CL, McCormick D, Lench N, et al. Funktionsverlust-Mutationen im Cathepsin-C-Gen führen zu Parodontalerkrankungen und palmoplantarer Keratose. Nat Genet. 1999 Dec; 23(4):421-4.
19. Nibali L, Donos N, Brett PM, Parkar M, Ellinas T, Llorente M, et al. A familial analysis of aggressive periodontitis - clinical and genetic findings. J Periodontal Res. 2008 Dec; 43(6):627-34.
20. Novak MJ, Novak KF. Früh einsetzende Parodontitis. Curr Opin Periodontol. 1996 Mar; 3(1):45-58.
21. Karl Landsteiner. Aktuelle Wissenschaft. 1990 Apr; 6(2):56-59.
22. Yamakami. Internationale Zeitschrift für Immunogenetik. 1926 Dec; 6(2):89-93.
23. Weber und Pastern Eine genetische und epidemiologische Studie über Parodontalerkrankungen in Hawali. Am JHum Genet. 1927 Feb; 56(5):76-

24. Faser Roberts. Einige Assoziationen zwischen Blutgruppen und Krankheit. Brit. Med. 1957 Dec; 32(15):122-129.
25. Morgan und Watkins. Mögliche genetische Pfade für die Biosynthese von Blutgruppenmucopolysacchariden. Vox Sang. 1959 Mar; 32(4):97-119.
26. Brotherton. Eine quantitative Studie über den Zusammenhang zwischen Speichelblutgruppensubstanzen und Parodontalerkrankungen. J. Periodontal Res. 1967 Apr; 11(7): 116-120.
27. Rolla et al. Selective absorption of an acidic glycoprotein from human saliva to tooth surfaces.Periodontal Res. 1969 Feb; 56(4):8-9.
28. Pradhan A.C., Chawla TN, Samuel KC, Pradhan S. The relationship between periodontal disease and blood groups and secretor status. J Periodontal Res. 1971 Dec; 6(4):294-30.
29. Malena. ABO-Phänotypen und Parodontalerkrankungen. J Dent Res. 1972 Mar; 51(3):15-19.
30. Thaler R et al. Prädisposition für Cholera bei Personen mit Blutgruppe "0". Mögliche evolutionäre Bedeutung. Am J Epidemiol. 1976 Jan; 121(2):791-6.
31. Kaslick et al Untersuchung von Parodontose mit Parodontitis: Literaturübersicht und Ergebnisse auf der Grundlage von ABO-Blutgruppen. J Periodontol. 1971 Dec; 42(2):420-7.
32. Holbrook WP und Blackwell CC Sekretorstatus und Zahnkaries in Island. FEMS Microbiol Immunol 1989 Mar;16(3):397-9.
33. Frias MT López NJ. Kein Zusammenhang zwischen dem Sekretorstatus von ABO-Blutgruppenantigenen und juveniler Parodontitis. International Dental Journal. 1994 Apr; 65(8):9-17.
34. Dabelateen E. Die klinische Beurteilung von Patienten mit aggressiver Parodontitis. Zeitschrift für Parodontal- und Implantatforschung. 2002 Dec; 41(5): 143-8.
35. Shin ES Die Beziehung zwischen oraler Candida-Besiedlung und dem Sekretorstatus von Blutgruppenantigenen im Speichel. Oral Surg Oral Med Oral Pathol Oral Radiol Endod. 2003Jan; 96(1):48-53.
36. Arowojolu. Die Beziehung zwischen juveniler und nicht-jugendlicher Parodontitis, ABO-Blutgruppen und Hämoglobin-Typen. Afr J Med Med

Sci. 2002 Sep;31(3):249-52

37. Campi C. Escovich L, Valdés V, García Borrás S, Racca L, Racca A, et al. Secretor status and ABH antigens expression in patients with oral lesions. Med Oral Patol Oral Cir Bucal 2007 Sep; 12(2):431-4.

38. Demir T. Der Einfluss der ABO-Blutgruppe auf den parodontalen Status. Eur J Dent. 2007 Mar; 54(1):139-43.

39. Demir T. Uslu H, Orbak R, Altoparlak U, Ayyildiz A (2009). Auswirkungen verschiedener Blutgruppen auf die Vermehrung von Parodontaltaschenbakterien. International Dental Journal. 2009 Jan; 59(3): 83-86.

40. Al-Ghamdi Zusammenhang zwischen ABO-Blutgruppen und Schweregrad der chronischen Parodontitis. JKAU Med Sci. 2009 Feb;16(3):31-41.

41. Koregol A.C. Raghavendra M, Nainegali S, Kalburgi N, Varma S. ABO-Blutgruppen und Rhesusfaktor: Eine erforschende Verbindung zu Parodontalerkrankungen. Indian J Dent Res. 2010 Mar; 21(2):364-8.

42. Eid HA Ursache und Pathogenese der Parodontalerkrankung. Parodontol 2000. 2011 Sep; 25(1):18-20.

43. Pai GP Reaktion des Wirtsgewebes bei chronischen Parodontalerkrankungen: Der normale Zahnhalteapparat und klinische Manifestationen von Zahn- und Parodontalerkrankungen beim Marmosetten". Journal of Periodontal Research. 2012 Mar; 87(2): 131- 143.

44. Vivek S Sekretorstatus und ABH-Antigenexpression bei Patienten mit oralen Läsionen. Med Oral Patol Oral Cir Bucal. 2013 Dec; 12(2):431-434.

45. Kundu D. The relative incidence of diabetes mellitus in ABO/rhesus blood groups in South-East Nigeria. Niger J Physiol Sci. 2014 Jan; 23(1):1-3.

46. Hamed Mortazavi Eierstockkrebs und ABO-Blutgruppen. J Epidemiol Community Health. 2015 Dec; 47(2):287-289.

47. Manoj Humagain und Dinesh Rokaya Blutgruppe und Fruchtbarkeit in einer japanischen Bevölkerung, unter besonderer Berücksichtigung der intrauterinen Selektion aufgrund mütterlich-fötaler Inkompatibilität. Ann Hum Genet. 2015 Mar; 22(1):111-31.

48. Bushra Habeeb Die relative Inzidenz von Diabetes mellitus bei ABO/Rhesus-Blutgruppen im Südosten Nigerias. Niger J Physiol Sci. 2015 Nov; 23(1):1-3.
49. Balaji Ramamoorthy, Sheeja Varghese, Asha Ramesh Beziehung zwischen Blutgruppen und koronarer Herzkrankheit. Mymensingh Med J. 2015 Mar; 17(3):22-27.
50. Vivek S, Jain J, Simon SP, Battur H, Supreetha S, H Die Prävalenz der ABO-Blutgruppen bei Personen mit einheimischer Staatsangehörigkeit in Burjatien. Sud Med Ekspert. 1999 Dec; 42(4):15-16.
51. Varidas R. Association of ABO Blood Group and Rh factor with Periodontal Disease in a Population of Virajpet, Karnataka: A CrossSectional Study. J Int Oral Health 2013 Feb; 5(4):30-4.
52. Demir, Tezel, Der Einfluss der ABO-Blutgruppe auf den Parodontalstatus. Europäische Zeitschrift für Zahnmedizin. 2007 Oct; 1(1):25-9.
53. Michalowicz BS . Genetische und vererbbare Risikofaktoren bei Parodontalerkrankungen. Zeitschrift für Parodontologie. 1996 Dec; 65(5): 479-488.
54. Demir, Tezel, Der Einfluss der ABO-Blutgruppe auf den Parodontalstatus. European Dental Journal 2007 Mar; 1(3):25-9.
55. Biswas J, Islam MA, Rudra S, Haque MA, Bhuiyan ZR, Husain M. Beziehung zwischen Blutgruppen und
koronare Herzkrankheit. Mymensingh Med J 2008 Jan; 17(2):22-7.
56. Arowojolu et al. Der Zusammenhang zwischen den ABO-Blutmutationen und Zahnkaries.Zahnärztliche Praxis. 2004 Apr; 13(2): 93-95.
57. Mondal et al, Agrawal et al Mündliche und genetische Untersuchung von Chilenen. Parodontalerkrankungen und Ernährungsfaktoren. Archives of Oral Biology.2014 Apr; 42(8): 195-197.
58. Al-Ghamdi Zusammenhang zwischen ABO-Blutgruppen und Schweregrad der chronischen Parodontitis. JKAU Med Sci. 2009 Nov; 16(3):31-41
59. Koregol et al. Analyse epidemiologischer Daten über

Mundkrankheiten in Nepal und die Notwendigkeit einer nationalen Erhebung zur Mundgesundheit. Internationale Zeitschrift für Zahnmedizin. 1889 Dec; 48(1): 56-61.

60. Watkins WM. Das ABO-Blutgruppensystem: historischer Hintergrund. Transfus Med. 2001 Oct;11(2):243-265.

61. Page RC, Kornman KS. Die Pathogenese der menschlichen Parodontitis: Eine Einführung. Periodontol. 2000 Mar; 19(3):9-11.

62. Periyavan S, SK Sangeetha, P Marimuthu, BK Manjunath, DM Seema. Verteilung der ABO- und Rhesus-D-Blutgruppen in und um Bangalore. Asian J Transfus Sci 2010 Nov; 4(1):41-44.

Anhänge
ABTEILUNG FÜR PARODONTOLOGIE
K.D.DENTAL COLLEGE & KRANKENHAUS
MATHURA (U.P.)
Zustimmungsformular

Ich habe .... bereitwillig und ohne Druck seitens der
Der Forscher erklärt sich bereit, an dieser Forschung teilzunehmen und an allen Untersuchungen mitzuwirken, die dem Erwerb von Wissen zum Nutzen der Menschheit dienen.

Ich bin über alle Vor- und Nachteile der Studie aufgeklärt worden und habe mich mit der Verwendung des Materials zu Forschungszwecken einverstanden erklärt.

Mein Einverständnis gilt nicht für die Weitergabe von persönlichen Informationen, die nicht für die Studie erforderlich sind; wenn solche persönlichen Informationen weitergegeben werden sollen, sollte eine weitere Zustimmung eingeholt werden.

Ich bin darüber informiert worden, dass die Forscherin (Dr. Monica Lamba, Studentin des KDDC) meine vorherige Zustimmung einholen wird, bevor sie das Material für die Studie verwendet.

Patient Ermittler

Proforma
ABTEILUNG FÜR PARODONTOLOGIE
FALLGESCHICHTE
NAME:
ALTER / GESCHLECHT: **BERUF:**
ADRESSE:
HAUPTBESCHWERDE
DENTALE GESCHICHTE
ANAMNESE
DROGENGESCHICHTE

PERSÖNLICHE GESCHICHTE
MUNDHYGIENEGEWOHNHEITEN
Häufigkeit des Zähneputzens:
Die Technik:
DENTALER STATUS
Anzahl der vorhandenen Zähne   Fehlende Zähne
INDIKATIONEN
PLAQUE-INDEX (SILNESS UND LOE)

16	12	24
44	32	36

   SCORE   AUSLEGUNG

ZAHNFLEISCHINDEX (LOE UND SILNESS)

16	12	24
44	32	36

SCORE   AUSLEGUNG

RAMFJORD-PARODONTAL-INDEX

1. PLAQUEANTEIL

16	12	24
44	32	36

SCORE

2. KALKULATIONSANTEIL

42413132

SCORE

3. GINGIVITIS-KOMPONENTE

161224

443236

SCORE

4. BESTANDTEIL DES ZAHNFLEISCHSULKUS

161224

443236

SCORE
AUSLEGUNG

DIAGNOSE UND GRUPPENEINTEILUNG

GRUPPE I GESUNDE/SCHWACHE GINGIVITIS	GRUPPE II MÄSSIG/SCHWIERIG GINGIVITIS	GRUPPE III PARODONTITIS (CAL)

NOTEN FÜR DEN RAMFJORD-INDEX:
0-0,9 : GESUNDE/SCHWACHE GINGIVITIS
1-3 : MITTLERE/SCHWERE GINGIVITIS
3.1-6 : PARODONTITIS
BLUTGRUPPENGRUPPE

A	B	AB	O

Rh-FAKTOR

Rh+VE	Rh-VE

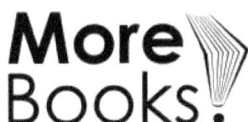

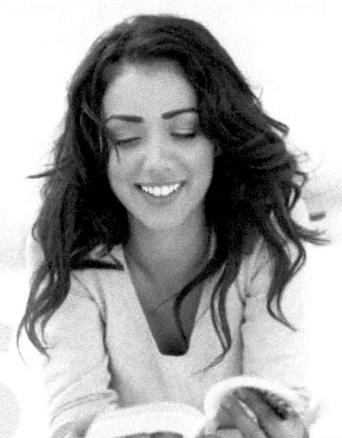

I want morebooks!

Buy your books fast and straightforward online - at one of world's fastest growing online book stores! Environmentally sound due to Print-on-Demand technologies.

Buy your books online at
www.morebooks.shop

Kaufen Sie Ihre Bücher schnell und unkompliziert online – auf einer der am schnellsten wachsenden Buchhandelsplattformen weltweit! Dank Print-On-Demand umwelt- und ressourcenschonend produziert.

Bücher schneller online kaufen
www.morebooks.shop

info@omniscriptum.com
www.omniscriptum.com

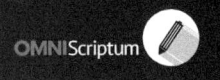

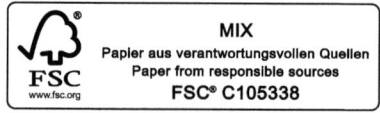

Printed by Books on Demand GmbH, Norderstedt / Germany